THE VAGUS NERVE RESET

Train your body to heal stress, trauma and anxiety

重塑迷走神經復原力

Anna Ferguson

安娜・佛古森——著　蕭寶森——譯

獻給達米安，我的靈魂伴侶，
我的心與靈魂的守護者

目錄

前言
我的故事——情緒的雲霄飛車

十歲時，我搭乘的雲霄飛車出了一次意外，從此改變了我的一生。

那天下午，我雖然身高勉強只達到量尺上的最低門檻，但想到即將來臨的雲霄飛車初體驗，我還是興奮得無以言表。之前幾年，我的兩個姊姊都享受過這種刺激感了，而我卻只能遠觀。這回我可不要再這樣了！於是，當守門人點頭同意我入場之後，我便迫不及待地沿著樓梯往上爬，我的爸爸和兩個姊姊則跟在後面。

我天生就是個好奇寶寶，熱愛冒險，最喜歡接受挑戰，而有什麼事比搭乘可怕的雲霄飛車更具挑戰性呢？然而，一坐進車廂、綁好安全帶之後，我雖然臉上表現出一副天不怕地不怕的樣子，心裡卻嚇壞了。以前我雖然也有過害怕的經驗，但這次不同，因為我已經無法改變主意，於是我心裡就更慌了。幸好，我的姊姊就坐在後面。有她在，我感覺稍微安心、平靜了一些。

後來，雲霄飛車開始沿著軌道移動，發出了規律的聲音。起初速度並不快，但到了第一個轉彎處時，車速立刻就變快了。我緊閉著眼睛，反覆告訴自己：「真好玩！」但心裡的感覺卻完全不是這麼回事。

車子飛快繞過第一個轉角後，我試著張開眼睛，轉頭去看坐在後面車廂裡的爸爸和另一個姊姊。接著，我們的車廂就猛地繞過另一個轉角，開始飛快地往下衝。當我再度回頭看著前方時，發現前面的車廂突然停了下來，但我所在的車廂卻並未減速，反而衝得更快，接著就直接撞上了前面那個車廂。在那強烈的撞擊力道下，我的身體不由自主地被往前推，以致安全帶緊緊陷進了我的胸膛內，讓我非常疼痛。

緊接著，我們的車廂（當時它和爸爸所在的車廂仍隔著一大段距離）開始快速倒退，但幾秒鐘後就再度往前衝。一切發生得如此之快，我還以為這是事先安排的——是遊程的一部分。此時此刻，這列雲霄飛車彷彿已經變成某種碰碰車，而我們的車廂正加速往前，準備要把前面的車廂撞開。後來，我們果然再度撞上了它，然後就停止不動了。

第二次撞擊時，我感覺時間似乎靜止了，而我也彷彿進入了一個夢境。在這個夢中，我很安全，而且一切都很正常，沒有什麼不對勁的地方。我依稀聽到一些痛苦的哀號，但那些聲音離我很遠。我心想，無論導致那些哀號聲的是多麼可怕的東西，只要我保持靜止不動的狀態，它說不定就奈何不了我。

「妳沒事吧？」我聽到爸爸的聲音。他已經從後面那個車廂爬出來，沿著雲霄飛車的軌道走了過來。當他的臉出現在我眼前的那一刻，那個包裹著我的泡泡就爆開了。夢境中那些遙遠、細微的聲音突然變得震耳欲聾，而我也駭然發現自己幾乎已經無法呼吸了。

驚慌之餘，我用盡全身的力氣大叫，想要離開那個車廂。我瘋狂地扭動身子，企圖掙脫安全帶的束縛，但它綁得實在太緊，我根本動彈不得。就這樣，我被困在了那裡。

接下來的幾個小時，我游移於夢境與現實之間。每當我回到現實世界時，周遭總是一片忙碌。直升機從我頭上飛過，鷹架被搭了起來，幾名急救護理人員出現，把一個氧氣面罩放在我臉上之後就消失不見。最後，我和我的姊姊被人從車廂裡抱了出來，放上擔架並綁好，然後就被帶回到地面上。

幾天後，有人告訴我：我們前面那個車廂之所以突然停止，是因為機械出了故障。

在那次意外當中，有幾個人被送到醫院救治，但當天就出院了，只有我和我的姊姊傷勢最重。直到一個月後，我才回到家。

我所受的主要是內傷：脾臟破裂、肩膀脫臼，但損害最嚴重的還是我的心臟。由於受到撞擊，我的心肌有挫傷的現象。最初醫生主要是擔心我會不會因而心臟病發作，幸好這情況沒有發生，但我的心跳卻變得很快，而且直到現在都是這樣。

我離開急診室，住進普通病房後，我的家人為我捎來了一袋衣服，還有一隻紅色的天線寶寶玩偶。它名叫小波，是我最寶貝、最能撫慰我的東西，所以晚上睡覺時，我總是把它放在身邊。我住院的那一個月，每天都得接受各式各樣的檢查，還得做一種手術，以便檢查我的心臟是否有一條動脈堵塞了。手術當天，我把小波帶進了手術室，但出來時它卻不見了，沒有一個人找得到。這對我而言是一個很大的打擊。直到出院很久之後，我還是難以釋懷。

待在醫院的日子每一天都很漫長。對一個十歲的孩子來說，一個月就好像是永遠。但好不容易可以出院回家後，感覺也沒那麼開心，因為我的身上得配戴一個心律監測器，穿校服時，很難把那些電線藏得很隱密，讓我感覺非常不自在，而且在後來的八年間，我經常得上醫院去做檢查。

如今，當我回想那次意外時，腦海中的記憶總是既清晰又模糊。我能想起某些時刻發生的事，但其他事情就像被橡皮擦擦掉了一般，以致整件意外的始末變得很不連貫，令人迷惑。

對當時才十歲的我而言，最讓人害怕的就是這種破碎、模糊、混亂的感覺。它埋藏在我的內心深處，以致我每天都感覺自己彷彿無法理解任何事物，也不再能掌控自己以及周遭的人事物。這種感覺一旦出現，就一直揮之不去。

然而，我的大腦卻處於完全相反的狀態。它一直假裝一切都沒問題，認為我並未在那次意外中受到任何衝擊，也不需要別人給我任何「特殊」待遇。就這樣，我的身體和心智不斷地彼此拉扯、爭鬥。

逐漸地，我變得愈來愈麻木，感受不到那次意外對我的身體、情緒❶和心理所造成的痛苦；對外則表現出一副堅強的模樣，以保護自己脆弱的內心，並應付周遭人士的詢問與關心。這層防護罩幾乎牢不可破，只有在睡夢中才會卸下來，但醒來後我每每透不過氣來，有種強烈被困住的感覺，很想起身逃離這一切。

隨著時間過去，我愈來愈感到無助與挫折。我一向認為自己是個很堅強的人，但為何卻總是感到這麼痛苦？為什麼老是有一些灰暗的想法？不是軟弱的人才會這樣嗎？有太多的事情讓我感到挫折：我經常要跑醫院，身上總是得戴著那塞不進制服褲子口袋裡的醫療儀器，還得回應別人對我的關心與問候。起初，我只是對自己感到失望，但到最後，我對所有人都感到厭煩：他們幹嘛都這麼小題大作？為什麼不能用正常的方式對待我？

除此之外，受傷所導致的後遺症也讓我感到困擾。由於我的心臟受到了永久性的損害，因此我只要稍微用點力氣就會感覺很吃力，就連咳嗽或打噴嚏這樣的小事，也會讓我的心跳飆到每分鐘兩百多下（十歲小孩的正常心跳是六十到一百下）。我總是覺得疲累，無法上完一整天的課，更不能運動，再也不是從前那個活力充沛的小孩了。

沒過多久，我就受夠了，不想再當「那個坐雲霄飛車時發生意外的小孩」了。我感覺自己被困住了。我想回到過往，變回之前的那個我，卻不知道該從何處著手。就這樣，經過那次意外後，我從一個渾身充滿精力、開朗外向、喜愛冒險的孩子，變成了一個精疲力竭、悶悶不樂、超級敏感的人。

在意外發生之前，我從沒認真思考過「心理健康」這個名詞或概念，也沒想到自己會經歷這些困難。當我發現自己的想法變得很灰暗時，並不明白這是怎麼回事，也不知道該如何控制自己的情緒，甚至無法清楚表達自己的感受❷。於是，我愈來愈害怕自己，也愈來愈不敢面對身邊的人，因此我只能試著強化自己打造出來的那一層保護罩。如果我能隱藏自己真正的感受或情緒，就會比較有安全感。

根據統計，在雲霄飛車意外中受傷的機率只有兩千四百萬分之一，而這樣的事居然就發生在我身上，真是令人震驚。然而，更令人震驚的是：曾受過心理創傷的人居然如此之多。最近的一項研究顯示，在美國，有高達百分之七十的成人在一生當中至少曾經歷過一次創傷事件，換算成人數，大約是兩億兩千三百四十萬人。換句話說，平均每三個美國人當中，就有一位曾有過創傷經驗。

過去數十年來，一聽到「創傷」[3]這個字眼，我們腦海裡所浮現的往往是類似戰爭、暴力或可怕的天災等不可思議且影響範圍極廣的事件。因此，在青少年時期，有很長一段時間，我從未想過自己所經歷的雲霄飛車意外也是一種創傷。我心想，我既不曾上過戰場，也不曾遭受暴力對待，更沒有遇過天災，區區一次雲霄飛車意外，哪能算是一種創傷呢？直到我二十歲出頭，了解了「創傷」的廣泛定義後，我才意識到自己所經歷的種種情況正是一種創傷經驗。

在意外發生後，過了十幾年的時間，我才逐漸明白自己為什麼一直感覺與周遭的人事物脫節，為什麼腦海裡老是會浮現灰色的念頭。此外，我也終於了解為什麼我在夜裡總是無法成眠，感覺時間過得如此漫長而令人窒息、為什麼我已經不再是從前的那個自己，以及為什麼我會表現出那副模樣。由於我渴望得到更多相關的知識與資訊，於是便開始攻讀心理學。在拿到學士學位後，我又進入諮商研究所就讀。但對我來說，這還不夠，因為我感覺創傷的問題涉及許多面向，而我所知道的只不過是其中一部分而已。於是，後來我又通過臨床證照考試，成了一名治療焦慮症的專家、一名健康與營養教練、呼吸法教師以及整合性身體創傷治療師。

把我自己潛心研究的這些具有科學根據的模式、做法、理論和資源加以整合，是一個自然而然的過程，而從這個過程中，我創造出了一種新的整合性全人療法，用來治療焦慮、壓力與創傷。這些新知識不僅讓我逐漸明白自己的問題所在，也讓我逐漸恢復從前的樣貌並且重獲心理健康。這一路上，我抱持著求知若渴的心，累積了各方面的知識，而這正是我熱切地想要和你們分享的東西。

序言
讓我陪伴你重新發現自己

歡迎來到《重塑迷走神經復原力》！無論是什麼樣的原因促使你打開這本書，我都希望書中的資訊能幫助你重拾你的自我、快樂與活力。我知道你可能經歷了許多困難：你覺得焦慮、壓力以及過往的種種已經快要將你壓垮；你的心裡好像有個洞，以致你對任何事都無法確定；你沒辦法放鬆，腦海裡總是充斥著各種想法與憂慮；幾乎每次和別人互動之後，倦怠感總是像烏雲一般如影隨形地跟著你；你聽到某些噪音、聞到某些氣味、嚐到某些味道或碰觸到某些東西時，就感覺快要崩潰；你感到惶恐與困惑，因為你無法用語言文字來描述自己的感受；你覺得自己和別人以及周遭的事物之間隔著一道鴻溝；你的內心也彷彿少了什麼。我可以體會這些感受，因為我也是過來人。但請相信我，你生來就有能力可以療癒自己並克服困難。

在拿起這本書的那一刻，你就已經在你的療癒之路上跨出了第一步。此後，你將會逐步認識各種身體療法❹，了解你的神經系統，並學到你的迷走神經❺如何影響你每一天的能量、心境、情緒以及身體健康。

你可以獲得療癒，讓自己恢復如初

你過往的經驗都儲存在你的身體、生理現象與神經系統（我們將在第一章中認識神經系統）內，而且它們會持續影響你的現在**與未來**，但你可以在自己的體內找到能夠療癒自己、找回自己的鑰匙。如此一來，你的焦慮、腦霧、冒牌者症候群（imposter syndrom）、發炎和腸道疾患等問題全都可以迎刃而解，因為這些症狀都可能是你的神經系統失衡的跡象。

你的身體具有一種與生俱來的能力，能夠處理情緒、釋放壓力，讓你回到一種安全的狀態，並且與人建立連結。過去，我們在處理情緒問題時，都先把重點放在我們的心智上，因為我們認為人之所以為人，乃是因為我們擁有心智，而人類獨特之處正在於我們的認知能力。但是，如果我告訴你：我們剛好把次序顛倒了呢？事實上，為了要處理我們的心智卡住時所衍生的種種問題，我們必須轉向內在，聆聽自己的身體，學習如何與我們內在的智慧連結。由於我們過往的經歷已經影響到我們的行為，並且讓我們因為無法理解自己為何會有這些行為而感到痛苦無比，因此我們必須充分處理並消化這些經驗。在這方面，我們的迷走神經具有極大的潛能。如果我們能學習如何加以運用，便可以獲得強大的自癒力，幫助自己處理、釋放並療癒過往的壓力與創傷。至於方法，這本書將會告訴你。

身為一個身體治療師，我曾經幫助過成千上萬來自世界各地、為長期的焦慮、憂鬱和創傷所苦的人。我之所以走上這條道路，是因為我自身經歷過心理健康方面的問題。在探索自我的過程中，我逐漸意識到有許多不同的方式都可以讓我們獲致健康。不過，正由於我親身經歷過那些痛苦與創傷，我一直想要尋找一種新的生活方式，一種雖然可能會讓自己容易受傷，卻能夠讓人展現真實自我並很快從逆境中復原的方式。於是，如何分享相關的知識並幫助、引導他人，讓他們也能了解事實並重新建立自我意識，就成了我的使命。我已親眼目睹過類似本書中所談及的工具與技巧如何幫助人們療癒、成長乃至發光發熱，也很榮幸能陪伴許多人，看著他們慢慢敞開自我，擺脫過往的痛苦經驗以及那些日復一日、沒完沒了地折磨著他們的症狀。

那麼，我是如何學到這些技巧和知識，使我得以幫助這麼多人呢？這要從我自身的經驗說起。

我的療癒經驗

我十歲時發生的那次意外改變了我的一生，也改變了我的神經系統。我從一個開朗外向、喜好冒險、活力充沛的孩子，變成了一個感覺自己與周遭脫節、且經常和自己的身體與心智交戰的人。

由於不了解問題所在，沒有得到適當的引導，也不知道有什麼方法可以解決自己的問題，在青少年時期，我的生活陷入了一片混亂的狀態：我總是疲累不堪，對自己感到失望，也對自己的心理問題感到挫折。所幸，在歷經一趟曲折起伏的療癒之旅後，我逐漸整理出了一套身體療癒法，並且開始從自己的身體下手，療癒自己的心理問題。後來，我更取得了「身體治療師」（Somatic Healing Practitioner）的資格。本書中所呈現的就是我用在個案身上的那套不可思議的療癒方案。

當我學會如何刻意覺察自己的生理經驗時，我的人生就改變了。一旦我開始將自己的身體視為處理情緒的工具，學習辨識自己的情緒，並給自己足夠的時間與空間，讓那些情緒自然而然地浮現，而非試圖壓抑或逃避，我就得以直面自己的痛苦，並開始走上療癒的道路。現在，你也可以這麼做。

如何使用本書

在本書中，我們將探討人類的神經系統運作的方式，以及我們要如何照顧它，才能對我們的健康、情緒和行為產生正面的影響。我們將揭露神經系統對外界的刺激所做出的反應如何影響我們對事物的看法，並學習從新的角度解讀這些反應，以便加以平衡，並創造出一個和諧的現實。

在第一篇中，我們將檢視整個神經系統的構造與功能，以便了解它如何對我們體內的各個系統產生巨大的影響，並且在不知不覺間操控了我們的想法。在這一篇中，你將學到所謂的「多重迷走神經理論」❻（polyvagal theory），了解我們的神經系統如何左右我們的安全感，並操控我們對自己所體驗到的事物的反應。當然，我們也將介紹我們的主角：迷走神經，並詳細探討它如何影響我們的身體與心智。你將發現：只要我們懂得正確的方法，就能夠使自己的神經系統回復平靜的狀態。你將了解什麼叫「身體療法」（somatic therapy）以及各種不同的療癒方式所具有的功效。此外，你也將明白在當前這個世界裡，我們的健康與福祉所面臨的諸多挑戰。當你具備了這些基礎知識之後，就能夠懷抱著信心開始實施「迷走神經重塑計畫」（Vagus Nerve Reset Programme，見第一一七頁）了。

在第二篇中，我們將開始實施「迷走神經重塑計畫」。你將學到**如何**接觸你的迷走神經系統並加以照顧。你也將認識呼吸、觸摸、動作與意念對迷走神經所具有的功效，並學習如何將這些方法落實在你的日常生活中。透過「迷走神經重塑計畫」，你將會知道如何在日常生活中運用這些方法，讓自己的神經系統變得更加平衡。

接納你的改變

本書提供了一個機會，讓你能在這個世界上重新擁有屬於自己的空間，找回自己的聲音，並重新掌控自己的身體、想法、決定與生活方式。

當你帶著創傷、壓力或焦慮過活時，可能會覺得你被它們剝奪了屬於自己的空間與聲音，也無法掌控自己的身體、想法、決定與生活方式。你可能會感覺你並非自己身體的主人，而且你所做出的選擇都不是出自你的心意，而是出自你心中的那些憂慮與恐懼。

當我們經歷重大的變故、創傷或長期且持續的壓力或焦慮時，往往會想重返「昔日的」生活，做回你記憶中的那個自己。

遺憾的是，你已經無法變回從前的那個自己了。在經歷了那些事件後，你的身上已經發生了一些改變。你或許認為現在的你變得比較糟糕，但我希望你能這麼想：無論你為何會變成現在這個樣子，無論你身上發生了哪些變化，那都是生命中無可避免的一部分。

當你在閱讀這段文字時，你體內的每一個細胞都在振動且不斷地變化中。你的血液中那些極其微小的細胞只有三到一百二十天的壽命，你的腸壁細胞也只能存活大約一個星期。你的體內每天都有三千三百億個細胞被汰換掉，這個數目大約是你全身細胞的百分之一。

這樣的變化你既看不到，也感覺不到。但如果沒有這種經常性的細胞汰換，你根本無法活到今天。

從生理學的角度來看，你渴望做回的那個自己已經不存在了。那麼，你要如何找回自己呢？

事實上，找回自己的過程也是一個重新發現自我的過程。你要放下你心目中現在或過去的那個自己，才能逐漸認識自己。

在這個過程中，你要悼念過去的自己，以便迎接那個真正的自己。

同時，你也要重新和你的自我中那些一直被你忽視或隱藏的部分重新連結，以便能接納自己並同理自己。

知識加上行動，才能發揮力量

本書包含許多資訊。剛開始閱讀時，你可能會覺得神經系統的某些部分看起來很複雜，但只要你能重讀相關的段落，並熟悉其中的語言，你很快就會習慣，並且憑著直覺就能領會其中的意思。

要從這些知識當中獲得力量，你不一定要記住所有的細節，但必須據以採取行動。

沒錯，知識就是力量。它讓你得以做出明智的決定，使你對自己、他人以及你所處的情況有更深刻的理解，讓你在追求自己的目標時更有機會獲致成功，但只有在你根據自己所得到的知識採取了相關的行動後，那些知識才會真正成為你的力量。這個原則適用於你所學到的任何東西。

當你能全心投入「迷走神經重塑計畫」、並將其中的練習納入日常生活中時，你就能和自己的身體建立更深刻的連結，並嘗試用新的方法來療癒自己的創傷、焦慮與壓力。如果你能這樣做，便可喚醒你的內在能力，讓你感覺安全、穩定和自在。

本書的目的是要提供各種資源，以幫助你面對日常生活中的諸多挑戰。希望你能將本書當成你在療癒道路上的伴侶，在書頁的邊緣做筆記，在那些能夠引發你共鳴的段落上畫線，並隨身攜帶它，讓它日復一日地提醒你要把自己放在第一位。你可以把這本書當成一扇門戶。透過它，你將得以進入一個新的世界，開始理解並欣賞你的身體以及它那不可思議的自癒能力。

要療癒自我、克服壓力、焦慮與創傷，你必須了解你體內的神經系統如何運作。但更重要的是，你必須根據這些知識採取行動。唯有如此，你的生命才會出現巨大的轉變。

儘管這是一個計畫，但你並不一定要在特定的時間內完成。聆聽並理解自己的身體，同時設法建立必要的連結，這是你一輩子的功課，而這項計畫只是一個開端。因此，請記住，你不需要趕時間，可以一邊閱讀，一邊慢慢地消化這些新的概念。

請你答應自己一定要不時回頭閱讀這本書，並且像「迷走神經重塑計畫」中所提到的那樣，定期檢視自己的進展，以便能開始覺察自己的意識與體驗有何變化，並根據自己所學到的知識有意識地採取行動。如此你才能夠充分利用本書，並將其中的智慧融入你的日常生活中。

希望你也會像我一樣在探索自我的道路上獲得自由並得到療癒。在這條道路上，我會引導你、陪伴你，並且和你一同探索生而為人的意義，以及我們如何能夠攜手療癒自身的創傷、焦慮與壓力。

第一篇
認識你的神經系統

第一章
多重迷走神經理論

如果我能回到過去，根據我目前對神經系統的知識，以專家的身分對當年那個十歲的我說一些話，我會告訴她：妳的神經系統正陷入嚴重的困境。我會讓她知道：神經系統的功能是幫助我們適應環境。當它無法適應時，就會進入「生存模式」（survival mode），暫時關閉，而這正是我的身體在試圖應付那次意外所帶來的疼痛、驚嚇與傷害時，每天真真實實地發生在我身上的事。

儘管當時我的醫師已經盡力救治我的身體所受到的傷害，但他們並沒有注意到我的神經系統所受到的創傷。因此，我的身體痊癒了，但心理的創傷卻一直揮之不去，以致有許多年的時間，我一直都對自己的身心感覺很陌生。

所幸今天我們已經了解，神經系統在療癒、調節我們的身心以及維持我們的健康與幸福方面扮演著多麼重要的角色，也發展出了處理神經系統問題的工具與方法。

所以，就讓我們來認識我們的神經系統是如何運作的吧。

什麼是神經系統？

神經系統是由神經和被稱為「神經元」的特化細胞所組成的一個網絡。這些神經和神經元負責在我們的體內傳送訊號。基本上，神經系統就是身體所配置的電路。

這個系統會把來自你的大腦和脊髓的訊息傳送到你身體的各個部位。你可以把神經系統想成一個類似 Wi-Fi 網路的東西：你雖然看不見它，但它卻一直在幕後不停地工作，以確保你能傳送並接收各種訊息。

當這個系統的運作處於理想狀態時，它所傳送的訊息是清楚明確的。這些訊息讓你的心臟得以跳動，讓你能定期排便，也讓你的免疫系統得以對抗細菌與病毒的感染。為了要讓這些訊息得以被準確地傳送與接收，神經系統的各個部位之間必須有穩固可靠的連結，讓每個接收到訊息的器官或部位能夠採取必要的行動或做出必要的改變。人體的每一種生理機能（包括呼吸和心跳）都是由神經系統所調節的。如果沒有神經系統，我們將無法存活！

讓我們進一步檢視這個神經系統，以便真正了解它內部的狀況。我們的神經系統是由兩個部分所組成：

1. **中樞神經系統**❼：包括你的大腦、脊髓和神經。
2. **周邊神經系統**：是由大腦和脊髓之外的所有神經所組成。

如果我們進一步細看，周邊神經系統又可以分成兩個部分：

1. **軀體神經系統**：這是你的**隨意**神經系統，也就是將你的大腦、脊髓連結到你的肌肉和皮膚裡的感覺受器的所有神經。這個系統負責控制所有由你的意念所支配的動作，例如走路。
2. **自律神經系統**[8]：這是你的**不隨意**神經系統，同時也是管控人體所有基礎生理機能（例如心跳、血壓和呼吸）的系統。這些功能你無須思考也可以自動運作，因為它們都是由自律神經系統所調節（管理）的功能。

在本書中，當我們談到神經系統時，指的是自律神經系統（autonomic nervous system，簡稱ANS）。

自律神經系統：生命的支柱

你的感受、表達、思考乃至行為有很大一部分是由自律神經系統所主導。它們都是由一些你無法察覺的模式所驅動。這些模式存在於你的自律神經系統中，再透過你很熟悉的一些自動反應表現出來。自律神經系統的大部分功能（例如心跳的維持與調節、消化、呼吸速率、性興奮、排尿以及眼睛瞳孔的擴大與收縮）都是在你不知不覺間進行的。這些功能攸關我們能否維持生存與健康，而且你不需要思考，它們就會自動執行。

自律神經系統是透過腦幹、脊髓與人體器官的綜合反射作用來調控的。它也負責各種反射動作，例如咳嗽、吞嚥、嘔吐和打噴嚏等等。這些都是人體至關重要的功能！

自律神經系統的任務是維持人體的「體內平衡」[9]。為了讓我們得以維持生存並適當運作，我們的身體和大腦必須平衡我們體內的各個系統，這便是所謂的「體內平衡」。為了維持體內平衡，我們的自律神經系統會改變我們的生理機能，以適應各種不同的環境與情況，而它所使用的方式便是調節我們的體內環境、行為與動作。舉例來說，如果你的自律神經系統意識到你的體溫已經太高了，它便會使你的生理現象發生若干變化，於是你的血管會開始擴張，呼吸會變快（通常是透過用嘴巴呼吸的方式），同時你也會開始流汗。這些變化往往會伴隨著一些行為上的改變，例如：你會走到陰涼的地方、往自己的臉上潑灑冷水或開始喝水等等。這是非常重要的功能。

但就像生命當中的許多事物一般，我們很容易把自律神經系統為我們所做的事情視為理所當然，因為我們無須思考，它就會自動執行，在幕後為我們做著種種工作。正由於我們無須注意自己的自律神經系統，就能繼續呼吸並維持心跳，因此很多人都忽略了它的存在。

然而，有鑑於這個神經系統影響的層面非常廣泛，我們有必要了解它的功能，明白它如何影響我們各方面的健康，包括我們對自己以及周遭人、事、物的認知與感覺。在我們更深入地探討這個問題之前，讓我們先來認識一下人體的「高速公路」，也就是本書的重點：我們的迷走神經。

什麼是迷走神經？

你可以把迷走神經想成一條位於你體內的高速公路，負責在你的大腦和各個身體器官之間往來傳送各種資訊，以控制你在休息和消化時的各項身體功能。迷走神經是由成千上萬條在我們的意識之外運作的細小纖維所組成。它是我們的第十條腦神經，決定我們是否能處於最健康快樂的狀態。

迷走神經的英文是「vagus nerve」。其中的「vagus」一字乃是源自拉丁語，意思是「漫遊」，而這也是用來描述它的最好方式。我們的迷走神經是從大腦沿著頸部往各個方向延伸到腹部。儘管在英文中它是一個單數名詞，但事實上，我們有兩條迷走神經。

它們從腦幹處分叉，分別沿著身體的左側和右側往下延伸。同時，它也有前（腹側）後（背側）之分：

1. **腹側迷走神經**[10]：會促進社會參與（social engagement）和人與人之間的連結，並使個體感到安全。舉個例子，當你和你喜歡的人在一起時，會感到放鬆、自在。
2. **背側迷走神經**[11]：會引發關閉（shutdown）、癱瘓、退縮、解離[12]和自我孤立等反應，比如讓你變得麻木、漠然或者和自己或周遭的人、事、物脫節，就像一隻烏龜為了保護自己而縮進殼裡一般。

腹側神經和背側神經構成了迷走神經一項極其重要且攸關人類生存的功能：「神經覺」[13]（neuroception）。

「神經覺」是神經的一種作用，能讓我們下意識地判斷自己所處的環境是否安全。換句話說，在我們意識到自己做出的判斷之前，大腦已經掃描了我們當下所面對的人與情況，並判定他們是否具有危險性了。

「神經覺」發揮作用時可能會活化我們的腹側和（或）背側迷走神經。如果你所處的環境以及其中的事物發送出「你很安全」的信號，腹側迷走神經就會被活化，但如果你收到的訊號顯示其中可能存在著危險或威脅，你的背側迷走神經就會被活化。在「神經覺」產生作用時，腹側和背側迷走神經可能會同時被活化。

你的迷走神經就像是一台雙向傳訊的對講機，讓你的大腦（皮質、腦幹和下視丘）得以和你的身體交換訊息。但發送訊息的主要是你的身體，而非你的大腦。這點值得我們深思。事實上，我們的身體具有非凡的能力，可以感知資訊並加以處理，只是大多數人並不知道。統計資料顯示出一個驚人的事實：從身體傳送到大腦的資訊量是大腦傳送到身體的資訊量的四倍。換句話說，在迷走神經這條「高速公路」上面，百分之八十的資訊量都是從你的身體流向你的大腦，只有百分之二十是從你的大腦流向你的身體！

迷走神經和大腦溝通的過程究竟是怎樣的一種情況？它是以極快的速度向大腦做出美國軍方所謂的「狀況報告」（situation report），向人體的指揮中心通報戰場上的情況。為了讓大腦了解你的全身上下和各個器官裡所發生的事情，迷走神經可說一天二十四小時全年無休，不停地傳送各式各樣的訊息。想想看你在收到一則短訊時，你的手機所發出的鈴聲。如果你能聽到你的迷走神經傳送訊息到你的大腦時所發出的聲音，你恐怕會目瞪口呆，因為那聽起來簡直就像是白噪音。

現在，你已經認識了這個盡忠職守的迷走神經，那麼就讓我們一起更進一步探討一種對自律神經系統的全新理解吧。以下這些篇章可能「科學味」有點重，但別忘了：你天生就有能力可以了解你的大腦和身體。讓我們一起學習吧！

多重迷走神經理論

過去，科學家們一直認為神經系統會處於兩種狀態，一種能讓我們安靜下來，變得心平氣和（副交感神經），另一種則會讓我們感到興奮並採取行動（交感神經）。當我們受到觸發，採取行動時，就比較無法平靜。當我們變得比較平靜時，就不太會採取行動。

然而，北卡羅萊納大學教堂山分校附設醫院（University of North Carolina Hospitals in Chapel Hill）的精神病學與生物工程學教授史蒂芬．波吉斯博士（Dr. Stephen Porges）所提出的「多重迷走神經理論」卻認為我們還有第三種反應模式：「社會參與系統」[14]（social engagement system）。這是一個極為創新的理論。它說明了神經系統在我們的行為、情緒和整體的心理健康上所扮演的角色，也解釋了自律神經系統如何決定我們能否在自身所處的環境中擁有安全感並且與人建立連結。

多重迷走神經理論主張：這三種與生俱來的反應模式能幫助我們在不同的環境中存活。其中一個是為了因應安全的環境，一個是為了因應危險，另一個則是幫助我們面對極端的威脅。這三種狀態以及它們所觸發的特定身體反應，都是你的自律神經系統在判定環境是否安全時所表現出來的形式：

1. **積極策略反應**[15]（mobilisation）：交感神經被活化，做出「戰或逃」（fight-or-flight）的反應[16]。
2. **被動策略反應**[17]（immobilisation）：背側迷走神經被活化，做出凍結[18]（freeze）、倒地或關閉等反應。
3. **社會參與反應**：腹側迷走神經（副交感神經系統[19]）被活化，讓你感到放鬆與安全。

在第二篇中，我們將探討如何透過「繪製神經系統地圖」的方式，進一步覺察自己如何出入於這三個不同的狀態之間（請參見第一七四頁）。

但現在，讓我們先進一步探討這些反應：

積極策略反應（戰或逃，過度激發）

積極策略反應是交感神經被活化後所產生的一種反應，其目的在讓身體準備採取行動。這是一種全身性的反應，需要動用到許多器官系統，以便重新調配血液的供應，讓更多的氧氣在需要耗費體力的時刻到達最需要它的部位。積極策略反應就是一般人所知的「戰或逃」反應，因為在必要時它會讓身體準備擊退或逃離威脅。積極策略反應並不是一件壞事。當我們需要動用到身體的能量時（例如從事體育活動、大笑或玩耍），都會用到這種反應。但如果在我們並未面對真正的威脅時（例如只是被困在車陣中或看到電子郵件信箱被塞爆），卻出現了這種反應，對我們就沒有什麼幫助了。

當積極策略反應長期被觸發時，我們就會處於「過度激發」[20]（hyperarousal）狀態，而且可能會出現一些症狀，例如：

- 焦躁、易怒或沮喪

- 坐立不安、動來動去，無法靜靜地坐著
- 想要逃跑
- 做出攻擊行為或發脾氣
- 過度警覺，總是注意周遭是否有潛在的危險
- 心思無法集中
- 有各種不好的想法
- 感到恐懼、焦慮或壓力

被動策略反應（關閉、背側迷走神經、低度激發狀態）

從演化的觀點來看，被動策略反應是我們最古老也最原始的生存反應，然而，在現代的生活中，我們在面臨極度的壓力、創傷、過勞或無法勝任的工作（例如要做一場重要的工作簡報）時，也可能會進入關閉的模式。當我們的身體與心靈已經超載、不勝負荷時，可能就會進入這種狀態。這就是所謂的「低度激發」[21]（hypoarousal）狀態。

背側迷走神經被活化時所引發的「低度激發」狀態可能會讓我們感覺自己的世界變得狹小，而且再也沒有什麼東西能夠吸引我們或讓我們感興趣。我們甚至可能因此而無力進行日常的活動（例如起床）。

處於這種狀態的人可能會出現以下現象：

- 凍結（僵住）
- 感覺麻木、解離或與現實脫節
- 做白日夢或發呆
- 腦霧和（或）精疲力竭
- 感官遲鈍
- 沉默寡言或孤僻內向
- 拒絕與外界接觸
- 難以做決定
- 想不起曾經發生的事件或事物

如果我們觀看動物遇到危險時的反應，就會發現牠們往往會擺動身體，以脫離由外在威脅導致的凍結反應。這是牠們釋放在遭遇危險時被壓抑的能量的方式。如果牠們無法釋放這些能量，可能就會死亡。

人類和野生動物稍有不同，因為我們在受到威脅時可以產生許多不同的生理反應。舉例來說，如果一個創傷事件對某人的安全構成了威脅，就會在此人的體內引發一種身體和情緒反應，活化交感神經，導致積極策略反應，或者活化背側迷走神經，導致被動策略反應。這兩者都是求生存的必要手段。

然而，當我們的神經系統無法自然而然地做出求生存的反應（例如因為被人強行抓住而無法動彈，或者因為處於某種社會情境中，無法自然地表現出這類反應）時，這種負面經驗可能就會儲存在體內，導致若干情緒與生理問題。

腹側迷走神經（副交感神經）

當腹側迷走神經被活化時，你會感到放鬆、自在。這種狀態可能會以各種不同方式呈現出來，例如在遇到新朋友時臉上自然而然地就露出了微笑、感覺自己和所愛之人的關係變得更加親近、能夠覺察自己當下的身心狀態與感受、富有同情心與好奇心，並且面容儀態平靜安詳。當這個部分的神經被活化時，我們就得以暫時免於「戰或逃」反應所帶來的緊張感（例如焦慮）。

上述的幾個神經系統都隨時有可能因為我們周遭環境的改變或我們內在的變化而被活化（這點我們將在下一章中討論），而且它們都是由迷走神經所調控。**健康的迷走神經會使你得以在充滿壓力的情境下保持平靜，在危險消失時也會讓你察覺，以便讓你的身體得以休養生息並且自我修復。**

除此之外，迷走神經還扮演了好幾個至關重要的角色：

- 它負責讓心跳保持穩定，防止心臟出現心率不整的現象，影響人體健康。它之所以能夠有此功能，是因為它會分泌出一種名為「乙醯膽鹼」的物質，可以減緩心臟內的電脈衝，從而降低心跳速率，讓你不致消耗太多能量，並幫助你平靜與放鬆。
- 它負責管理你的消化功能，調節消化酵素的分泌以及食物通過消化道的速度。此外，它也是你的腸道與大腦之間的溝通管道。在你吃飽飯時，它會對你發出訊號，讓你不要繼續進食。而你的腸道與消化系統的健康可能對你的情緒與心理健康產生重大的影響。當你的腸道處於快樂、健康的狀態時，你的迷走神經和大腦也會感到快樂。

- 它會幫助胰臟分泌胰島素，並幫助肝臟產生膽汁，讓你得以從食物中獲取重要的營養素，從而擁有能量、體力與活力，也讓你得以排出體內的廢物與任何有害物質。
- 它會調節你的頸部與喉部的肌肉，使你能夠吞嚥和說話，讓你能與他人做有效溝通。
- 它會抑制發炎反應，保持免疫系統的健康。
- 它能將耳朵的皮膚接收到的感官資訊傳到大腦，讓你能聽見聲音並處理聲音。
- 它能調節抗體的分泌，讓免疫系統有效運作。
- 它會控制你的眼部和臉部的肌肉，讓你能眨眼、微笑或皺眉，使你得以與他人連結、對視並轉換你的面部表情。此外，它也能讓你仔細聆聽他人的聲音，並注意到他們的語調的轉變。

同時，迷走神經也是身體將有關肺部和呼吸道狀況的資訊傳送到大腦的主要管道。它會控制呼吸以及其他呼吸功能，並將肺部的資訊提供給大腦，讓它知道你的呼吸狀況，然後再將大腦的訊息傳回肺部，以控制你的呼吸速率。在讀到有關「迷走神經重塑計畫」的篇章時，你將會發現你的呼吸是你所能控制、且可大幅影響並改變你的自律神經系統的人體自動功能之一。同時，它也是連結你的迷走神經最有效、最直接的方式，更何況你每一天、每一分鐘都在呼吸！

你的迷走神經在你的日常生活中扮演了極其重要的角色。如果沒有它，你將無法嚥下早晨那杯香醇的咖啡，也無法透過眼神的交流和你所愛的人建立連結。你的迷走神經要執行這麼多的功能，它必須一直處於健康狀態（在第二篇的「迷走神經重塑計畫」中，我將分享許多可以讓迷走神經保持健康的方法）。要評估你的迷走神經健康與否，你可以做個測驗，看你的迷走神經是否能適切地執行它所負責的各種功能。說到這裡，就讓我們來談談「迷走神經張力」[22]（vagal tone）吧。

迷走神經張力——身體與情緒的晴雨表

你可以從你的迷走神經張力中看出你的迷走神經運作狀態是否良好，以及你是否能從壓力中復原。此外，你也可以藉此了解你的自我調節能力，以及你應付周遭人事物的能力。「迷走神經張力」反映了你的神經系統所處的狀態，包括你的心跳和呼吸是否能得到適當的調節，以及你是否總是平靜從容，還是感到緊張。

影響迷走神經張力的因素很多，包括先天的遺傳、個人的生活方式、飲食和環境。但值得注意的是：你的迷走神經張力並非處於永久不變的狀態。你可以學習如何以自然的方式強化你的迷走神經張力。這點我們將在第二篇中加以探討。

你或許會感到驚訝：我們可以間接地透過一個名為「心率變異度」[23]（heart rate variability，簡稱ＨＲＶ）的數值來評估你的迷走神經張力。所謂「心率變異度」，指的是心跳與心跳的間隔長短。一般來說，心跳的變動幅度非常微小，通常只有幾分之一秒。兩次心跳的間隔長短時時刻刻都在改變，而且變動的幅度很大。事實上，我們希望心率變異度很高，因為這樣我們才有能力靈活地因應生活中各種變化無常的狀況。

你的心跳有一定的速度，但它會隨著你當下所從事的活動而改變。當你處於平靜而放鬆的狀態時，心跳會慢一些。相反的，當你正在運動或感覺有壓力時，心跳就會變快。

除此之外，你的心跳速度也會隨著身體的需求以及其他因素（例如你的呼吸模式）而改變。同時，你的心率變異度也可能會受到一些事物的影響，例如你所服用的藥物或身上所佩戴的醫療裝置，例如心率調節器（裝在胸膛上以矯正心臟問題的裝置）等。隨著你的年齡逐漸增長，你整體的心率變異度也會自然而然逐漸降低。

人類在經過漫長時間的演化後，已經具備了不可思議的適應能力，以確保我們在面對各種不同的情況和挑戰時都能夠存活。你的心率變異度就反映出你的身體適應環境和壓力源的能力與速度。當你的心率變異度較高時，通常意味著你的身體較能適應各種不同的改變與情況。一般來說，心率變異度高的人在受到壓力後比較能夠復原，幸福感也比較高。

大致上來說，如果你的心率變異度較低，可能代表你的神經系統比較沒有復原力，也比較不能應付情況的變化，同時也顯示你將來可能會出現一些健康狀況。事實上，心率變異度較低代表自律神經系統有失衡（由交感神經主導）的現象。

休息時心跳較快的人往往心率變異度較低。這是因為他們的心臟跳動得比較快，也就是心跳的間隔較短，因此變異的可能性較低。

當你的迷走神經以及腹側迷走神經系統運作良好，而且你的神經系統處於放鬆的狀態時，你的心率變異度就比較高。

基本上，你的**心率變異度就是一個指標，顯示你因應壓力和變化的能力，以及你在**

面對挑戰後是否容易回到腹側迷走神經系統所主導的狀態。

如何測量心率變異度

要在家中測量自己的心率變異度並不容易，因為心跳速度的變化只有微秒之差。要測量心率變異度，最精確的方法就是使用專門的醫療儀器，例如心電圖。這種機器能夠透過貼在你胸膛上的感應器，測量你的心臟的電活動。除此之外，還有一些醫療裝置（例如可以追蹤長期心率變異度的心率監測器）也可以做出極其準確的判讀。

然而，這類醫療科技可能要價不菲，或是無法用來蒐集有關生理功能的資訊。幸好隨著現代科技的進步，現在已經有一些居家裝置能夠用來追蹤並偵測我們的心率變異度，例如經常被運動員綁在胸膛上，用來測量心率變異度的心率感測器。這類裝置現在不僅已經較為普及，價格也愈來愈便宜，也愈來愈容易買得到了。

除此之外，有些智慧型裝置（例如智慧型手錶）也能夠測出心率變異度，只不過它們所得出的結果沒有心電圖這類醫療儀器那麼準確。

迷走神經張力可說是我們身體與情緒的晴雨表，可以讓我們洞悉自己的身體和情緒的健康狀況。當你的迷走神經張力很低時，往往顯示你的神經系統出了問題。這些問題可能會以各種不同的形式表現出來，例如：

- 克隆氏症
- 腸躁症
- 帕金森氏症
- 癲癇
- 第二型糖尿病
- 高血壓
- 心血管疾病
- 焦慮
- 憂鬱
- 創傷後壓力症候群

相反的，當迷走神經張力（心率變異度）高時，你的迷走神經就處於快樂、健康、運作良好的狀態。這種狀態能幫助我們在面對壓力時感覺平靜而放鬆，並在我們感覺緊張或受到威脅時，使我們的心跳變慢，並調節我們的呼吸，讓我們在面對壓力時仍然可以清晰地思考。此外，當迷走神經處於健康狀態時，我們會比較能夠同理他人，並與他們建立連結。迷走神經通常被稱為「愛的神經」，因為當你的迷走神經被一個具有同理心的人活化時，你就會更容易無條件地愛人。如果你待在某個人身邊時，感覺自己的壓力和煩惱都一掃而空，那便是你的腹側迷走神經在發揮作用！如果你能提升你的迷走神經張力，就能活化你的腹側迷走神經，引發相關的反應，使你在壓力情境過後，身體能更快放鬆。

我們要讓自己的迷走神經保持強健，以便在我們有機會處於那種平靜、安穩、與人有連結的狀態時，能夠輕易地觸及它。所幸，我們確實有能力提升自己的迷走神經張力，而且如果能夠活化這部分的神經，就可以幫助自己脫離「戰或逃」的模式，進入一種比較安全的狀態，例如社會參與模式。

在第二篇的「迷走神經重塑計畫」中，你將學會如何透過動作、「再連結練習」（reconnective practices）和生活方式的微調來活化你的迷走神經，讓你的神經系統變得更有韌性，提升你的能力和忍受力，讓你更能掌控自己的生活。

一旦你了解如何滋養你的迷走神經並且與它配合，你就會釋放你內在的那個療癒者。不過，在我們更深入探討這個議題之前，必須進一步了解相關的知識。因此，在下一章中，我將說明我們的神經系統當中的三個部分是如何彼此合作的，並詳述當我們被「卡」在神經系統的某一種狀態時會發生什麼事。

第二章

神經系統如何運作

在這一章中，我們將根據多重迷走神經理論，進一步探討你的神經系統有可能進入的三個狀態。在具備了這方面的知識後，你將會學到如何辨識自己當下正處於哪一個狀態，並運用「迷走神經重塑計畫」中的技巧與策略引導自己的神經系統，使它進入一個安全的狀態。

活化的腹側迷走神經（副交感神經）——有安全感，樂於與人連結

當你察覺自己面臨某種威脅或危險時，你的神經系統會運用交感神經反應（戰或逃）或背側迷走神經反應（僵住或關閉）來保護你的安全。但社會參與系統的運作方式則和這兩種生存系統稍有不同。要觸及這個社會參與系統並加以運用，你必須感覺自己是處於安全的情境。

正如我們在前一章中所提到的，迷走神經有兩條分支，分別位於身體的左側與右側。背側迷走神經負責原始的生存功能，例如關閉或倒地不起。它所影響的是橫隔膜（位於心臟和肺臟下方、和胸廓與脊椎相連的一大塊半球形的肌肉）下方的器官以及心

臟與肺臟。

腹側迷走神經（迷走神經系統中負責管理社會參與和其他身體功能的那個部分）所影響的是橫隔膜上方的身體功能。

交感神經在被活化時，反應往往非常強烈，而且必定會同時分泌皮質醇與腎上腺素。但腹側迷走神經則不然。它的反應細緻得多，能夠在不分泌化學物質的狀況下微妙地活化你的身心，讓你在和別人打交道時能迅速調整自己的生理狀態。

你在日常生活中應該也體驗過腹側迷走神經被活化的感覺。比方說，當你和朋友在一起，或者從事自己喜愛的活動時，會感到興奮且活力充沛。我們如果感覺自己所處的環境很安全，就能得體地與他人互動，並且毫不費力地從原本興奮且活力滿滿的狀態變得沉穩且善解人意。

社會參與系統是透過腹側迷走神經運作的。迷走神經被活化後，我們就能夠平靜下來，順利地與他人互動，從而強化彼此之間的連結，增進雙方的關係。

從生物學和演化的觀點來看，人類乃是群居動物。人類這個物種得以存活，是因為我們有能力相互合作並與他人建立連結。事實上，最新的研究顯示：人類已經演化出了「社交型大腦」（social brain），它主要的功能便是讓我們與他人保持連結（社會參與系統）。

嬰兒會利用哭聲來吸引照顧者的注意。這使他們不僅能夠得到食物，也因為知道有人保護他們而獲得安全感。

隨著嬰兒不斷成長，依附的對象也愈來愈多。他們會開始和他們的主要照顧者之外的人互動，而且往往會對著陌生人微笑並和他們交流。

隨著孩童繼續長大，這樣的依附關係也會愈來愈多。他們會和他們認定「安全」的人建立連結，以便讓自己免於危險，並使自己的基本需求能得到滿足。

成年人也是如此。我們在遇到危險或有需要時，可能會向自己所信任的朋友、家人或其他人士求助，以便獲取安全感和他人的幫助。比方說，你如果在開車途中車子爆胎了，可能就會打電話給家人求助。

身為人類，這種「結交朋友」的反應有助確保我們生存下來。和別人交朋友讓我們得以建立一種安全網絡，確保身邊有人支持我們。這些人同時也滿足了我們對歸屬感、愛、親密感與人際關係的需求。他們形成了我們的社會參與系統。我們之所以會和那些讓我們感到安全、親密、受到支持的人建立連結，就是受到了腹側迷走神經的影響。

這種「交友反應」（有時也被稱為「討好反應」）[24]也會出現在我們受到威脅或置身

險境時。當我們感覺很緊張或受到很大的壓力時，可能會試圖對他人表示友善、奉承他們，甚或為他們效勞。舉例來說，如果家裡的環境亂七八糟時有人會很容易生氣，我們可能就會在他們回到家之前盡量把家裡收拾乾淨。此外，我們也可能會為了和他人保持和睦的關係而再三為某件事道歉，即使我們並不一定有錯。

總而言之，我們在意識到自己面臨危險，或與他人建立連結、參與社交活動時，都會出現這種交友反應。

此處所說的「與他人建立連結」、「參與社交活動」，指的並不是在社群媒體上有多少人追蹤你，也不是你貼出一張照片時有多少人為你按讚或留言，而是指我們與身邊的人進行的正向互動。沒錯，這可能包括你在網路上與他人的互動，但這要看你們彼此之間培養的關係而定。

那些感覺自己和他人有連結，並且和自己所信任的人建立了深厚關係、彼此互敬互重的人，他們的心理健康狀態以及整體的幸福感往往優於那些和他人沒有連結的人。

與他人連結固然是一種很療癒的經驗，但在忙碌的生活中可能並不容易做到。除此之外，那些有心理問題的人往往難以與他人連結，尤其是那些受過重大創傷的人。研究顯示，受過創傷的人可能很難信任別人，在親密關係中也不容易有安全感。這可能會使得他們很難與別人建立深厚的連結並體驗擁有社會支持的好處。

儘管**要和他人建立並維持深厚的連結並不容易，但請記住：這是每一個人都做得到的**。

事實上，誠如我們在第一章中所言，人類天生就會透過迷走神經與他人連結。當迷走神經被活化時，我們的舉止行為就會開始受到腹側迷走神經系統（社會參與系統）的影響。

當社會參與系統被活化時，我們會感覺自己很安全而且和別人有連結。這讓我們更有可能透過臉部釋放適當的交友訊號（例如微笑），並且更有能力傾聽，說起話來也會更流暢。

在自我療癒的道路上，我們可以運用社會參與系統來調節我們的神經系統，也可以把它當成一種工具，讓自己的心靈得以長期處於健康的狀態。在復元過程中，參加社交活動、與人建立連結是很重要的一部分。如果我們想要擁有歸屬感並建立屬於自己的支持網絡，這點尤其重要。

積極策略反應（活化的交感神經）——戰或逃

當交感神經系統[25]被活化時，我們的身體就會進入積極策略反應（戰鬥或逃離）模式。

「戰鬥反應」（fight response）是一種生存反應。如果我們的社會參與系統未能有效降低或排除眼前的威脅或危險，我們往往就會表現出這種反應。

戰鬥反應需要消耗很多能量。它表現出來的形式往往是讓自己的身體變大，包括挺起胸膛、昂首站立，讓自己看起來更有威嚇力，或明顯地擺出進擊的架勢，例如大吼大叫或肢體衝突等。有時，戰鬥反應也可能會透過一些比較微妙的形式來表達，例如改變語調、語速和說話的內容等。

「逃離反應」（flight response）的目的是讓自己盡可能遠離潛在的威脅或危險，所表現出來的形式可能是從一個地區逃到另外一個地區，或者跑到你認為適合躲藏的地方。

「逃離反應」就像「戰鬥反應」一樣，會用到許多能量。這時，你的身體會釋放出它所儲存的葡萄糖，以便讓你的肌肉能得到更多的能量。同時，腎上腺素也會開始分泌，好讓血液能流到你的大肌肉群，並增加你肺部的容量。

如果你曾經在比賽中被人追過，或許就體驗過那種腎上腺素大量分泌、使你能夠跑得比平常更快的感覺。這就是你體內的這種生理變化所產生的效果。

被動策略反應（活化的背側迷走神經）——關閉或凍結

當你的大腦和身體意識到無論你對敵人表示友善、企圖對抗他們或逃離危險都無濟於事時，它就會自動表現出「凍結」反應。

凍結反應就是在神經系統已經無法承受的狀態下，大腦和身體便不得不做出「負調控」（downregulate），使它進入「凍結」狀態。這時，副交感神經系統便會被活化，接管交感神經的工作，讓整個系統的運作變慢。

在日常生活中，我們可能會受到某些情緒（包括恐懼、焦慮與驚慌）觸發，因而出現「凍結」現象。讓我們出現這種反應的原因很多，例如要做一場重要的工作簡報、必須和我們害怕的人物（例如老闆）交談、處理人際紛爭或情感衝突、置身我們害怕的情境（如在晚上開車）或被各種責任與義務壓垮時。

當你的大腦與身體已經不勝負荷，並感覺唯一能夠保護你的方式就是讓你的身體功能完全關閉時，你就會出現凍結反應。無論是發生意外、出了醫療事故、動手術、聽到令人痛苦或難以接受的消息、感到悲傷與失落、慘痛的分手經驗或遭受霸凌（尤其是長時間的霸凌），都可能會引發凍結反應。

人們在受到性侵時幾乎一定會出現這種反應，因為它會讓當事人的身心處於癱瘓的狀態，並且讓身體分泌一種具有痲痹效果的內源性類鴉片，以減輕他們的痛苦並抑制他們的心智活動。

出現這種反應的當事人往往會感到羞愧或內疚。他們會想：「當時我怎麼沒有採取一些行動呢？」但事實上，誠如我們先前所言，這種反應是無意識的，不受我們的意志控制。

何況，凍結反應也是一種極其有用的反應，可以幫助你度過一些可怕的事件。它最終的目的是要保護你，並幫助你在那樣的經歷中存活下來，好讓你有機會可以復原。它可能會讓你感覺挫敗、無助、羞愧、麻木、能量低落，並出現現實解體（derealisation，感覺與周遭的人事物脫節）、人格解體（depersonalisation，感覺自己並不真實）、解離（dissociation，與自己的身心分離）、意識改變（漂進一個虛構的世界或現實）或完全失去知覺（昏迷或暈厥）的現象。

這幾種反應是否有優劣之分？

如果我們檢視每一種生存反應的目的與功能，就會發現它們都是要以某種方式來保護我們。舉例來說，如果有一隻獅子正在追你，逃跑可能不是個好主意，因為這可能會使情況變得更糟。然而，如果聽到一個許多年沒有響過的警報器突然響了起來，我想大多數人下意識的反應都是趕緊逃跑。

你的神經系統就像一座鐘擺不停擺動的老爺爺鐘一樣，一直處於運轉狀態，以適應當前的各種環境、壓力或事件。它必須有能力快速進出於各種狀態（例如戰鬥或逃離、凍結或進入腹側迷走神經狀態）之間，以便讓你能存活下來。

在理想的狀況下，神經系統的這三種狀態會彼此配合，讓你能巧妙地面對日常生活中可能面臨的各種挑戰。我們的自律神經系統就像一個天平。它的各個部分就像邦妮和克萊德（Bonnie and Clyde，譯註：一九三〇年代美國著名的鴛鴦大盜。）、陰與陽一樣，彼此合作以達成平衡。

「下視丘」是你大腦裡的一個區域，負責處理資訊並將訊號傳送到身體的其他部位，而負責發送這些訊號的便是我們的自律神經。它會根據它所偵測到的狀況（是安全還是危險）發出「啟動」或「放鬆」的訊號。讓它產生反應的因素很多，包括你午餐時所吃的食物、你和同事在看法上的差異、你剛獲得升遷的消息，或你回到家時驚喜地發現家裡已經被打掃乾淨了。

你在夜裡聽到一聲巨響時，可能會發現自己的心跳開始加快。這意味著你的「戰或逃」（交感神經）系統已經開始上線了。它會讓你的身體分泌腎上腺素和皮質醇以便增加肌肉的血液供應量，以備不時之需。不過，當你聽見那聲巨響時，也可能會整個人僵住，躺在床上無法動彈。這便是你的凍結系統（背側迷走神經）開始作用的現象。它會讓你的身體分泌腦內啡，以提升你對痛苦的耐受度，並讓你的呼吸與心跳變慢。

一旦你的恐懼消退，而且意識到自己已經沒有危險時，那個「戰或逃」或「凍結」系統便會開始平靜下來，而你的腹側迷走神經系統（副交感神經）則會開始主導一切，讓你的身體回到正常運作的狀態。它會讓你的心跳恢復正常，血壓變低，也會發出訊號，要你體內的各個系統放鬆或回到你聽到那聲巨響前的狀態。

你的「戰或逃」系統是你的油門。當你面對壓力和挑戰時，它就會接手操控你的方向盤。

你的腹側迷走神經系統則是你的煞車，它會減緩腎上腺素和皮質醇的分泌。

你的背側迷走神經則是你的緊急關閉裝置。當情況變得太過激烈時，它會讓你減速，甚至完全停止運作。

當我們的情緒處於健康狀態時，就能夠自由地出入於這幾個狀態之間，不至於「卡」在其中一個出不來。然而，長期的壓力或創傷可能會干擾我們的身體，使它無法評估眼前的情況並做出適當的回應，讓我們即使置身於一個安全的情況中，也無法辨識。這會引發一個惡性循環：當我們的神經系統沒有意識到它所面對的已經不再是緊急情況時，我們的身體就會一直停留在「戰或逃」或「凍結」的模式，無論周遭是否存在著真正的威脅。在缺乏安全感的情況下，我們的身體會一直處於防衛的狀態，而當我們的自我防衛系統不斷被活化時，我們就比較沒有能力以有效且健康的方式與他人溝通和連結。除此之外，當我們一直處於某一種狀態時，也無法表現出另外一種狀態下的行為。舉例來說，如果你一直處於「戰或逃」的狀態（當你感到害怕時），就沒有能力參與社交活動。

如果你的生活長期存在著未經處理的體驗或壓力源，那就像是你一直把油門踩到底一般。

久而久之，你的腹側迷走神經系統就會變得愈來愈安靜，也愈來愈難以觸及，尤其是在你極度需要休息的時候。可以說，你的腹側迷走神經就像是肌肉，需要經過鍛鍊才能變得強壯。但如果待在健身房裡的永遠都只有你的交感神經，它就沒有機會鍛鍊，久而久之它自然就變得愈來愈弱了。

焦慮、壓力與創傷所造成的生理現象

我們都曾經有過那種感覺——那種無所不在、令人不安、彷彿會把我們整個人吞噬掉的恐懼。

人難免都有焦慮的時候。每個人在人生當中的某個時刻都有過焦慮的感覺。說穿了，我們之所以焦慮，是為了要求生存。那是人類在經過演化後，為了在這世上生存而內建的一種反應模式。

你或許聽過一種說法：焦慮是我們的祖先遺留給我們的一種特質，因為他們當時經常要逃離獅子或劍齒虎的撲殺。但我個人不太認同這種觀點。我相信人類有很強的環境適應力。如果焦慮感對我們的生存無益，那麼在經過千萬年的演化之後，這種反應模式應該已經逐漸被淘汰了。

然而，時至今日，焦慮仍然是我們每一個人經常會出現的生理反應。不過，環顧二十一世紀的社會現況，應該不難理解這種反應模式為何仍然是維持我們生存的必要手段。

如果你檢視自己生命中的某一天，可能會發現你所從事的許多活動都會讓你感到焦慮，例如穿越一條交通繁忙的馬路、駕駛車輛，或和許多你不太熟悉的人互動。這類尋常而瑣碎的活動，在某種程度上都需要你留意潛在的危險或瞬息萬變的局勢。

你雖然不會被劍齒虎追趕，卻必須面對繁忙的交通、工作期限、財務壓力、環境毒素、睡眠品質不佳、無人支持、沒有歸屬感、社群媒體不斷更新、新聞快報、簡訊，以及長年的壓力和創傷經驗等各種狀況。這些情況全都需要你的身體和心靈做出某種回應，以確保你得以生存。

焦慮是一種生理上的生存反應。它會影響你的身體、心智與你所表現出的行為。無論人類或動物，他們在遇到任何一件可能威脅到他們的福祉或生存的事物時，都會出現這種反應，無論這種威脅是真實存在、可能存在，還是純粹自己想像出來的。

焦慮經常被視為一種心理問題，但事實上，焦慮是我們的身體內建的警報系統，而且那些恐懼或憂慮不光是存在於你的想法中，你的身體也會感受到：你的雙手會不停顫抖，你的心臟會劇烈跳動，你會沒來由地頭痛或者急著要上廁所。這是你的身體在感受到威脅時的反應，而且你全身所有的系統都會受到影響。

當你感到焦慮時，你的消化系統會暫時關閉，因為在面臨威脅時，進食並不是一個很好的生存策略！你可能會覺得自己的嘴巴與喉嚨乾得幾乎讓你說不出話來，也可能會突然感到噁心想吐，彷彿你的胃裡有一塊石頭。除此之外，你甚至可能會迫不及待地想要往廁所跑去。

但在此同時，你可能也會突然感覺全身充滿能量，雙腳不斷地上下跳動。腎上腺素和皮質醇開始隨著血液流過你的全身，以確保你的肌肉做好擊退攻擊者或盡速逃離的準備。

為了在變化無常的人生旅程中求生存，每個人都有內建的生存反應，以幫助自己度過難關。人們往往畏懼這類反應，或者將它們汙名化，但其實這些反應完全合乎情理。那只是你在當下為了生存不得不做的事情罷了。你的大腦和身體之所以會有這樣的機制，都是為了讓你活下去。因此，如果你在感受到威脅或危險時出現了這種反應，那並不是一件壞事，即使最後發現你只是虛驚一場，根本沒有必要做出那些反應。

在事件發生的當下，無論你表現出哪一種反應，那都是最有可能幫助你存活下來的，因此在本質上，這些反應並沒有高下之分。它們不僅對你有益，也能讓你更有能力應付生命中的各種變故、創傷或挑戰。

我的一些個案和熟悉我的人曾經對我說：「你的心情一定無時無刻都很平靜吧？」我必須坦白承認：這完全不是事實。就像你一樣，我偶爾也會感覺壓力很大，會發脾氣，會和我的丈夫吵架，有時心情也會極度惡劣！這並不奇怪，因為我們都是人，而在二十一世紀，身為人類，我們要面對的壓力可能還不小。

世上的每個人（包括你在內）偶爾感覺壓力很大，並產生焦慮和恐懼等情緒是很正常的。但如果一個人的神經系統因為某種緣故（無論是身體、情緒或心理上的原因）而失衡，那些生存反應可能就會出現在日常的一些情境中。比方說，當某人遲遲沒有回覆你的簡訊時，你就會產生一些負面的想法。或者，你被困在車陣中時，心裡突然一陣驚慌。甚至在沒有面臨真正威脅的時候，你可能也會莫名其妙地出現生存反應。情況嚴重時，你甚至可能會覺得自己好像無法把它們關掉。

情緒對身心的影響

要闡明「情緒」（emotion）這個字眼並不容易。學術界人士往往稱之為「情感」（affect），意思就是：你因自身的情況、心境或你與他人的關係而產生的強烈感受。

基本上，情緒就是人們對事件或情況的反應。一個人會產生什麼樣的情緒取決於事件或情況本身。舉例來說，你在得到一份工作時，可能會感到很興奮；當你或你的福祉受到某種威脅時，你可能會感到恐懼。

情緒也和生理現象有關。每一種情緒都會讓你的身體產生某種知覺或感受。比方說，你在感到興奮時心臟會怦怦地跳，緊張時則會手心出汗。

你的情緒會大大影響你和他人連結的方式以及你解決問題的方法，也會影響你的專注力。

正向的感受（例如愛、喜悅、希望與信心）會讓你願意參與外界的事務，並以一種安穩、留神的方式與自己和周遭的人連結。這會讓你更有能力產生更加正向的情緒，也更有能力應付生活中的各項挑戰。

當你感到害怕、羞愧或絕望時，你的世界就變小了。這時，你會比較不願意敞開自我，嘗試與他人連結。你心裡想的都是如何減少風險或如何才能不暴露自己，因此你就比較不可能會注意到那些讓你能和他人建立連結的機會，也比較沒有能力與自我連結。

創傷事件可能會讓一個人充滿負面情緒（例如焦慮或憤怒），而且這類情緒可能非常激烈，讓你無法承受，並且可能會讓你受到許多局限。你如果無法擺脫這類負面情緒，往往就無法看清當下所發生的事情，以致難以做出有效的回應。

大腦如何處理創傷

關於創傷，有一個很妙的解釋，可以增進你對創傷經驗的了解：

> 任何事，只要發生得過度、過快、過早，都是創傷。
>
> ——彼得．列文（Peter Levine），心理創傷治療大師

當威脅或危險已經消逝、太平無事的時候，你的大腦和身體應該會回到由腹側迷走神經所主導的平靜而美好的狀態。在這種狀態下，你將有能力處理各種感官資訊，遇到問題時也能運用創意推理和邏輯能力想出各式各樣的解決辦法。

不幸的是，在一個創傷事件發生後，你可能無法自然而然地回到由腹側迷走神經所主導的狀態，於是便一直處於一種被激發的狀態，並且因此不斷做出各種反應或處於消沉沮喪（關閉）的狀態。在發生雲霄飛車的意外後，我確確實實被「卡住」了，因此我的身體與神經系統一直無法回到自然而平衡的狀態。

你或許聽過彼得・列文、貝塞爾・范德寇（Bessel van der Kolk）和丹尼爾・席格（Dan Siegel）以及其他人士的研究。這些學者畢生致力於研究創傷對身體的影響。他們發現：創傷會對我們的神經系統造成各種程度的衝擊。在這種衝擊之下，你可能會因為車子不小心和別人擦撞，就產生一些負面的想法和情緒，然後便造成一場情緒風暴，直到幾天甚至幾個月之後才恢復平靜。

在經歷創傷（無論是任何一種形式）時，神經系統的運作會超出它的極限，使它失去自我調節的能力，於是它的開關就一直卡在「打開」的位置，以致當事人受到過度刺激，一直無法放鬆。這種狀態（也就是我們在第三五頁討論過的「過度激發」狀態）會對身體的各個系統造成很大的壓力。誠如我們先前所言，「戰或逃」系統的短期激發狀態不僅有其必要，甚至可以救命，但這種狀況不能持續太久。這是因為人們如果一直處於這樣的狀態，就需要用到大量的能量。此外，在這種狀態下，身體的其他功能也會受到影響，例如睡眠、專注力以及評估風險並做出健全決定的能力。

不過，創傷經驗並不一定會導致「過度激發」的狀態。它也可能會使神經系統進入「凍結」的狀態（背側迷走神經——請參見第三一頁），造成憂鬱、解離、與現實脫節以及疲倦等現象。

有些人可能會交替出現「過度激發」與「關閉」這兩種反應。

同時，研究顯示：創傷所帶來的壓力可能會影響大腦中的幾個部位：

- **杏仁核**：大腦的這個部位在記憶的形成上扮演了關鍵性的角色。創傷性壓力可能會增進杏仁核的功能，使它變得過度活躍。
- **海馬迴**：這個部位在學習和記憶上扮演了很重要的角色。創傷性壓力可能會抑制海馬迴的功能。
- **前額葉皮質**：這個部位在複雜的認知過程（例如做決定、規劃、解決問題、發揮創造力以及控制衝動）中扮演了重要角色。創傷性壓力可能會降低前額葉皮質的功能。

杏仁核會影響人們對刺激所表現出的情緒反應，海馬迴則負責形成記憶。一般相信，這兩個部位特別容易受到創傷性壓力的負面影響。其結果可能會改變當事人的行為與心情，並影響他們的身體健康。

壓力和創傷對身體的影響

大腦中有一個被稱為「預設模式網路」（default mode network，簡稱DMN）或「預設狀態網路」（default state network）的迴路。這個迴路在人類的想法、感知和行為上扮演了關鍵性的角色。

你在覺察自己的內在感受、協調情緒與想法以及自我省思（思索自己的情緒狀態與身體狀況）時，都會啟動「預設模式網路」。

科學家們在掃描「創傷後壓力症候群」（post-traumatic stress disorder，簡稱PTSD）患者的腦部時發現：他們的大腦內那些負責感知內在狀態與情緒的部位有活化程度不足的現象，也就是說，這些部位會轉而以低速檔運作，讓當事人不致感受到創傷所造成的不適與痛苦。

「預設網路模式」被關閉的後果之一，就是你的身體會比較沒有感覺。

有些經歷過創傷的人，他們的「預設模式網路」可能會對體內的若干感受有過度反應的現象。舉例來說，如果淺呼吸對某人來說是一個輕微的壓力源，他可能會在出現淺呼吸現象後很快就會恐慌症發作。

壓力、創傷和情緒不只會影響我們的心智，也會改變我們的荷爾蒙分泌、身體各部位肌肉的收縮、心跳及呼吸，而這些都會影響我們的自我意識。

在經歷創傷或創傷性事件（請記住：任何一件發生得過度、過快或過早的事情都是創傷）後，伴隨而來的負面情緒可能會一直留存在當事人體內，使他們的神經系統一直停留在生存模式。

要想得到療癒，關鍵之一便是學習如何覺察體內的感受並做出正確的詮釋。要回歸自己的身體並且重拾行動能力，第一步就是要溫柔地引導自己回到安全的狀態。本書的目的就是幫助你找到控制你的內部引導系統的面板，並在這個系統的內部重新打造一個安全的基礎，讓你能辨識自己的生存反應模式並重新取得控制權。這便是所謂的「調節」（regulation）。這部分我們將在下一章中加以探討。

第三章

調節神經系統

早上你醒來時，感覺自己精神飽滿，充滿活力……全身上下都能感受到你與他人的連結，並且心中充滿安全感，彷彿得到了一個溫暖的擁抱。你感覺平靜安詳，能夠活在當下，注意到自己身上的各種變化與感受，但不會因此而分神。你的心情一直很平和沉穩，不僅能夠接受別人建設性的批評，在面對挑戰時也能保持鎮定。

這顯示你的神經系統調節得很好。在這種狀態下，你能輕而易舉地應付通勤的壓力與每天的職責。塞車了？「沒問題——打個電話讓同事知道我會晚到就可以了。」不小心把咖啡灑在自己身上了？「哎，這種事情難免會發生嘛！」

在辛苦工作一天，應付了各種挑戰之後，你感覺自信滿滿而且心滿意足，於是便開始放鬆下來，讓自己準備迎接明天的種種。

現在，讓我們看看相反的情況。

你的睡眠情況糟糕透頂……每個小時你都在黑暗中察看自己的手機，並且因為睡眠不足而愈來愈感到挫折。好不容易起床後，你覺得自己的眼球彷彿要凸出來了，動作也慢得像蝸牛。

你坐進車裡。關門時，你的手肘不小心撞到了車子，並因此把一部分咖啡灑了出來，弄髒了上衣的袖子。你咬咬牙，深吸了一口氣。

你坐在早晨擁擠堵塞的車陣中，雙手緊抓著方向盤，指關節都泛白了。「沒那麼糟啦！」你告訴自己。

等到你繃緊神經到達上班的地方時，有人對你開了一個玩笑，你心想：「他這是在挖苦我呢！」那一刻，你再也受不了了。你感覺自己的血液彷彿要沸騰，脖子也開始發紅，然後你便開始尖刻地反擊，而對方見狀也退縮了。

當天接下來的情況差不多都是這樣。你遇到一個又一個的問題，讓你疲於應付。等到你坐上車子要回家時，感覺自己已經快要不行了。此外，一想到那些還沒處理完的事情，你就感覺壓力山大。

後來，你回想自己今天待人處事的方式，心中頓時有陣陣內疚感襲來，於是你打開電視，想要放鬆一下，但你的心就像一台收音機一般，在不同的頻道之間切換，根本沒辦法放鬆。

你需要好好睡上一覺，於是你便跳上床，卻發現自己躺在那兒輾轉反側，無法成眠。

今天真不是個黃道吉日，對吧？

你有沒有經歷過以上的情況？無論是感覺自己飄飄欲仙、如在雲端，還是成天暴躁易怒，好像吃了炸藥一般，都是我們共同的經驗，而這正說明了在我們的日常生活中神經系統的不同狀態是如何運作的。

「多重迷走神經理論」認為：最先發生變化、做出反應並且評估環境是否安全的是我們的身體。基本上，這指的是：在遇到狀況時，最先改變的是人的身體和神經系統。舉例來說，當你被一聲巨響嚇到時，你的交感神經系統會立刻採取行動，使你的身體充滿皮質醇，讓你的心跳變快。接著，這些身體上的變化便會影響我們的情緒（恐懼）、想法（「萬一有什麼糟糕的事情發生，該怎麼辦呢？」）、感受（緊張、害怕）、行為（一躍而起，跑到別的地方去）以及知覺（刺痛、興奮、暈眩）等等。

我們可以運用這些知識來調整我們的神經系統，以改變我們對壓力的感受和反應，使自己更能與他人連結、更有安全感也更具復原力。當我們學會和自己的身體合作時，就能夠逐漸改變自己的想法、感受與行為。

在治療的場域中，多重迷走神經理論會聚焦於人體的神經系統、它所處的狀態以及它對壓力的反應。這種理論所強調的是：**為了建立情緒上的安全感，我們必須先建立生理上的安全感**。其目標乃是教導人們調節自身的神經系統的功能，以便使三個系統達到平衡狀態。

一個能夠自我調節的神經系統並不一定永遠處於平靜的狀態，也不一定永遠不會被激發或「凍結」。人們經常誤以為：一旦你能調節自己的神經系統，從此你就再也不會有什麼問題，可以「泰山崩於前而色不改」了。

可惜事實並非如此。因此我想再次說明「神經系統調節」所代表的意涵，讓你明白你其實不會希望自己永遠處於平靜的狀態！

什麼是「神經系統調節」？

一個調節良好的神經系統本質上就是一個很有韌性的神經系統。所謂「韌性」指的是：在經歷挑戰或困難後有能力回復原來的狀態，甚至過得很好。如果你的神經系統善於自我調節，你就有能力處理各式各樣的人際關係，也能應付小小的錯誤或挑戰而不致被壓垮，並且能夠安住當下。此外一個調節良好的神經系統也能幫助你與他人連結、解決問題、採取實際可行的行動，並且放下自己無法掌控的事。

這並不代表你會一直處於腹側迷走神經所主導的平靜狀態，而是讓你能在面對壓力時，視眼前的需要在不同的狀態之間切換。

有能力應付變化，指的是我們在遇到一個壓力很大的情況時，能夠做出調整並加以適應，讓自己不致無法負荷，但在壓力消失後，我們的身體就能恢復正常功能。

這種具有彈性、能夠適應環境的能力會讓我們產生一種掌控感，並因為自己能夠以合宜的方式待人處事而產生自信。

當我們的神經系統具有韌性時，了解自己體內所發生的狀況會讓我們有一種安全感。我們可以留神自己什麼時候處於被激發（或消沉）的狀態，然後運用各種方法幫助自己的神經系統慢慢回復平靜、安穩的狀態。

另一個完全相反的狀態則是所謂的「神經系統失調」。這指的是神經系統已經無法負荷的狀態。當你處於這種狀態時，會產生一種無助感或無力感，可能會覺得你根本無法控制自己對刺激的反應，而且即便在刺激消失很久之後，你還是會一直被困在一個被激發或停止運作的狀態。

當你的神經系統失調時，你的人生就像是走在一條已經磨損的鋼索上。你每走一步，就有一條鋼絲斷裂，讓你的旅程顯得既恐怖又危險。任何一件小事都有可能使你從鋼索上失足，於是你便拒絕與人連結，成天焦躁易怒、精疲力竭，因為你已經把所有的精力都用來讓自己保持在「安全」狀態了。

如果神經系統長期失調，我們的身體可能會感到疼痛不適，甚至感覺這樣的生活已經成了一場惡夢。創傷、過勞、疾病和長期疼痛，都是神經系統被壓垮的表徵。

神經系統失調的徵兆

你的身體每天都要應付各式各樣的挑戰、變化、風險和壓力。但當生活變得一團混亂（你受到很大的壓力、睡不著覺、攝取的食物不夠營養、你和伴侶的關係破裂、不得不一個人生活、經常感到寂寞或沒有時間運動）時，你的自律神經系統的平衡狀態可能會被打破，導致神經系統失調的現象。

每一個人的神經系統都是獨一無二的。這意味著：當人們的神經系統受到干擾或出了問題時，他們的身體和大腦所表現出來的症狀也因人而異。

神經系統失調的症狀林林總總，從惱人的頭痛到可能致死的癲癇都包括在內。

常見的神經系統失調症狀如下：

・受到刺激時會反應過度或沒什麼反應
・感官異常敏感
・極度疲累
・記性不好
・消化不良
・難以放鬆
・過敏或各種不耐症
・頭痛和（或）偏頭痛
・出汗
・頭昏和（或）眩暈
・噁心想吐
・失眠（難以入睡或睡眠中斷）
・坐立不安
・焦躁易怒

神經系統失調意味著你的身體和心靈一直處於生存模式，表現出來的症狀可能是心神不寧（處於高度警戒狀態）或很容易發脾氣，因為你在並未真正面臨威脅或危險的情況下，還是會認為自己置身險境。

你的神經系統是透過經驗學習的。這意味著它會整合你過去的一些經驗，並認定它們是「具有威脅性」的，並因此出現戰鬥、逃離或凍結的反應（請參見第五五頁）。這類反應可能會干擾你的日常生活和人際關係。

你應該可以想像：你如果處於神經系統失調的狀態，絕不可能會有什麼雄心壯志或遠大的夢想，因為你會把你所遇到的人事物都當成入侵者，並因此產生和你所受的刺激不成比例的強烈情緒、可怕想法與難以忍受的感覺。在神經系統失調的情況下，你在受到刺激時，表現出的反應不是太過就是不足。這通常是因為你過去在遇到壓力時的某些反應迄今尚未被消化或處理。

當人們表現出神經失調的症狀時，可能表示他們的自律神經系統已經失去平衡了。這些症狀可能非常嚴重，以致他們很難在日常生活中運作。

什麼因素會影響神經系統？

你的生活當中的所有事物（包括你所吃的食物、睡眠時間的長短、你的運動習慣和其他種種因素）都會影響你的生理狀況及功能。

下面我們將探討其中的若干因素，例如不正常的呼吸模式、環境毒素、睡眠不足和加工食品等等，並說明這些因素如何影響我們的神經系統，使得它失去平衡。

不正常的呼吸模式

據估計，在有焦慮現象的人當中，有超過百分之六十都有呼吸模式不正常的現象。換句話說：他們的呼吸太快、太淺而且過度換氣。這使得他們的交感神經系統一直處於被啟動的狀態。

如果你有機會觀察嬰兒呼吸，可能會發現他們在吸氣和呼氣時肚子會膨脹和收縮。嬰兒天生就會用橫隔膜呼吸，因此他們的肚子（往往也包括身體的其他部分）會隨著每次的呼吸起伏。

每個人出生時都會用肚子呼吸，但長大後通常就失去了這種能力。究其原因，可能和創傷、長期的壓力、焦慮、氣喘、感染和疾病等因素有關。無論原因為何，長期以不正確、沒有效率的方式呼吸，會導致掌管橫膈膜的神經（膈神經）忘記如何正確地呼吸。換句話說，我們會以胸部來呼吸（胸式呼吸），而非以橫膈膜呼吸（腹式呼吸）。

我們呼吸時，橫膈膜會依照呼吸的節奏一下又一下地不斷收縮。事實上，我們的呼吸過程大部分是由橫膈膜掌管，只是大多數時候我們都沒有注意到。我們吸氣時，橫膈膜會收縮、變平，讓肺部有更多空間可以吸入空氣。呼氣時，橫膈膜會放鬆，回到原本的半球形，將空氣擠出肺部。

當我們不用橫膈膜來呼吸時，我們的肺部就無法創造出真空效應，以致它無法擴張到最大的程度。當肺部無法充分擴張時，就無法活化迷走神經。這樣一來，就會導致迷走神經無法有效傳送訊號，最終就會使得迷走神經張力降低。

不正確的呼吸模式會使肺容量減少、發炎，並造成氧化壓力（請參見第八四頁）。這可能會導致許多問題，包括焦慮、恐慌、下背痛、胸腔感染和疲勞等。除此之外，不正確的呼吸模式也可能會造成肩頸疼痛、頭痛、偏頭痛以及其他許多症狀。在第二篇的「迷走神經重塑計畫」中，我們將會討論如何改善你的呼吸模式。

腸道的健康與細菌的增生

腸道與大腦的連結是神經科學中最吸引人也最少被探討的領域之一。關於我們的腸道中的微生物相、荷爾蒙和神經傳導物質如何影響人的心理健康，我們目前仍然所知甚少。

你可能聽過「你的腸道就是你的第二個大腦」這種說法。這是因為我們的腸壁是由超過一億個神經元所組成，是一個很複雜的系統。腸道的訊息主要是透過迷走神經傳送到大腦。腸道與大腦之間的這條負責雙向傳送訊息的公路，為血清素這類神經傳導物質提供了一條很重要的運輸管道。血清素是一種荷爾蒙，負責調節我們的情緒與心情，而人體的血清素有大約百分之九十五都是由腸道所分泌的。

我們的迷走神經、腸道和大腦必須處於「快樂」、健康的狀態，它們彼此之間才能建立良好的關係。要建立這種快樂、健康的關係，它們就必須經常彼此連絡，就像你得不時發送問候的簡訊給你的好友一般。

正如你會不時和好友分享你生活中的點點滴滴一般，你的腸道、迷走神經和大腦也會這麼做。如果你的身體出了某種狀況，使它們當中的一個感覺不太好受或運作得不太順暢，其他兩個也會受到影響，開始感覺「怪怪的」。反過來說也是如此：如果其中有一個超級開心，感覺棒透了，其他兩個系統也會受到感染！

在現實生活中，有一個例子可以清楚說明這種關係，那便是「肚子怪怪的」。也就是說，當你感到興奮或緊張時，你的腸道也會有同樣的反應。反過來說，你在食物中毒，腸道有些狀況時，可能也會感覺自己的大腦變得比較遲鈍與渾沌，想法也會變得比較負面。

我們腸道內的生態系統被稱為「微生物菌相」（micorbiome），攸關我們的健康至鉅，但也非常容易受到破壞。只要發生一個小小的變化就足以影響整個生態系統。在腸道的微生物菌相中，有數以兆計的細菌、微生物、真菌和病毒。它們會幫助你消化食物，抵禦病原體的入侵，甚至能夠調節你的免疫系統。但這些細菌與微生物之間的平衡狀態會隨著你所攝取的食物而逐漸改變。舉例來說，如果你吃的食物大多是加工食品或富含糖分的西式餐點，就有可能會促進壞菌（例如大腸桿菌）的生長，從而改變你的腸道微生物群相（microbiota）。除此之外，腸道內的微生物菌相的成分也可能會受到環境因素（諸如壓力、汙染和抗生素）的影響。當我們的年紀漸長時，我們的腸道微生物菌相就會隨著這些因素而改變。

研究人員在一項名為「SMILES」的劃時代實驗中，揭示了營養對我們的心情的重大影響。他們進行了一項為期十二週的研究，檢視改良式的地中海飲食（其中包含百分之四十的碳水化合物、百分之三十的蛋白質和百分之三十的脂肪）對憂鬱症患者的影響。其結果顯示，三個月之後，接受飲食治療的那一組的患者，憂鬱症狀減輕的幅度高於只有社會支持的那一組。在實驗結束後，那些接受飲食治療的重鬱症患者當中，有三分之一的人症狀緩解。在那些只獲得社會支持的人當中，只有百分之八得到緩解。

這項實驗中那些接受飲食輔助治療的患者，其病情緩解的比例令人印象深刻。這凸顯了腸道微生物菌相的平衡在改善心理健康問題（如憂鬱症）方面所扮演的重要角色。

當腸道的微生物菌相失衡，有利於壞菌的繁殖時，可能會造成「氧化壓力」（oxidative stress），損害體內的細胞、蛋白質與ＤＮＡ，並傷害迷走神經。

腸道內細菌過度增生的現象不僅會影響大腦，也會擾亂腸道與大腦間的溝通。當這兩個器官溝通不良時，它們就無法做出良好的判斷或有效地彼此幫忙。這又會導致大腦與身體出現更多的問題。

加工食品

有好幾項研究都發現：食用添加了乳化劑和防腐劑（其目的在延長保存期限）的食品會造成體內的發炎現象以及腸道微生物菌相的改變，導致微生態失調（dysbiosis），使腸道內以細菌為主的微生物菌相失去平衡。

近年的研究顯示，大量攝取富含飽和脂肪酸或反式脂肪酸的食物，會觸發身體與腸道內的發炎指標。

此外，人體的營養狀況也攸關大腦內神經傳導物質的分泌。如果膳食中沒有足夠的蛋白質、礦物質、維他命和其他營養素，人體的神經傳導物質可能很難達成平衡狀態。

壓力

在我們的生活中，壓力也有好、壞之分。我們似乎特別需要一些好的壓力（也稱為「良性壓力」），它能幫助我們成長並達到個人最好的狀態。

人們最常面對的「良性壓力」包括：在健身房運動、前往一個沒有去過的國家旅行並體驗它的文化與建築、養兒育女並將他們培養成健康、快樂的成人、開始一段新的關係並面對隨之而來的壓力。

反過來說，誠如我們先前所言，長期的壓力可能會導致「戰或逃」或「關閉」反應（請參見第五五頁），提高我們體內腎上腺素和正腎上腺素的濃度，並降低乙醯膽鹼（一種神經傳導物質，在記憶、學習、注意力、警覺程度和不隨意肌的動作方面扮演著重要的角色）的濃度。

睡眠不足

我們經常低估了睡眠的影響力。缺乏充足的睡眠可能會造成嚴重的後果。良好的睡眠可以幫助我們修復並重建體內的組織、修補受損的細胞、排除毒素、分泌荷爾蒙並製造新的蛋白質。

你必須要有足夠的睡眠，才能讓你的大腦正常運作。睡眠不足或身體疲勞會擾亂負責調節晝夜節律的基因，大幅削弱你完成任務和管控情緒的能力。

缺乏足夠的睡眠也會損害記憶，因為睡眠不足會降低海馬迴的活動力，而後者乃是大腦的記憶中樞。

即使僅僅減少幾個小時的睡眠也會對你的執行能力造成負面的影響，降低你的專注力、注意力，以及邏輯推理和解決問題的能力。在第二篇的「迷走神經重塑計畫」中，我們將會討論如何改善睡眠。

酒精與毒品

血腦屏障（blood-brain barrier）就像中樞神經系統的一層保護膜，可以防止可能造成感染的有害毒素和（或）病原體進入大腦，但酒精卻能輕易地穿越這層屏障。

因此，酒精能以較快的速度抵達身體的各個部位。它進入大腦後，會造成廣泛的影響。一般來說，酒精會抑制中樞神經系統，使人體的生理過程變慢，讓你感覺平靜、昏昏欲睡或比較放得開。

但酒精對大腦有一些相當嚴重的負面影響。它會使大腦組織收縮、殺死腦細胞，久而久之可能會嚴重影響你的認知能力與記憶力。

環境毒素

在二十一世紀，環境毒素在我們的生活中可說無所不在，難以避免。許多東西都可能會讓人接觸到環境毒素，例如殺蟲劑、除草劑、塑膠製品中所含的會干擾荷爾蒙的化合物（如鄰苯二甲酸酯和ＢＰＡ）、重金屬、空氣汙染與噪音汙染、香菸與電子菸、超加工食品、香水乃至若干處方藥物。

最近的幾項研究甚至發現：新生兒臍帶的血液中竟然含有兩百種化學物質，委實令人憂心。

由於這類化學物質在坊間產品上並沒有清楚的標示，也沒有經過安全測試，因此它們遍布四處，破壞我們的神經系統，可能會影響我們的認知與神經功能、生殖能力，並導致體重變化與自體免疫疾病（如溼疹），同時還會影響血糖的平衡。

「神經系統失調」基本上就是神經系統的各個分支之間出現了失衡的現象。在這種情況下，通常「戰或逃」或「凍結」狀態會變得比較強勢，而腹側迷走神經系統則難以發揮作用，以致我們無法好好休息並放鬆身心。

在現今的社會裡，神經系統失調的現象極為普遍。無論是面對交通尖峰時間的通勤壓力或我們經常接觸到的環境毒素，我們的大腦和身體一直處於戰鬥狀態。當身體一直處於生存模式時，你會感到極度疲累。但神經系統的調節是一個持續進行的過程。你的神經系統要時時刻刻注意你是處於被激發或過度激發的狀態，還要有工具和資源將它下調（當你處於「戰或逃」的狀態時）或上調（當你處於背側迷走神經所主導的狀態時），才能讓你的神經系統回到由腹側迷走神經所主導的安全狀態。

當我們沒有意識到自己的生活習慣和自身所處的環境時，我們的神經系統可能就會逐漸受到影響，處於失調的狀態。在第二篇中，我們將討論我們在生活方式上可以做出哪些實用而有效的改變，以便創造一個對我們的神經系統有益的環境。

你愈是勤於磨練「迷走神經重塑計畫」中所談到的技巧，你的神經系統就會變得愈有韌性。久而久之，你將發現：即便在你已經被觸發的情況下，你的反應可能也不像從前那般激烈。這是因為你正在教導你的身體和心智相信你有能力、可以溫和地引導自己回到一個平靜而安穩的狀態。

第四章

聆聽自己的身體

在十八歲之前，我一直對自己的身體與心靈感到陌生，好像在自己的人生中夢遊一般。此外，我也覺得自己像個變形人。在公共場合，我可以裝出一臉笑容，讓自己顯得很迷人，但回家後就立刻癱倒，成了一團爛泥。

我向來喜歡運動，但年紀稍長後，我逐漸忘記活動身體所帶給我的那種美妙感覺，於是就不再運動了。直到有一天，我開車沿著一條路前進，經過了一座武術館時，情況才有了改變。

在那之前，我曾多次經過那裡。每次都很想進去，但因為過於膽怯，一直沒有付諸行動。那一天，不知道為什麼，我立刻停車，決定要走進去。我在車裡坐了大約二十分鐘，盤算著萬一情況不對勁時，該怎麼脫身。最後，我深吸了一口氣，下了車，走進武術館的大門。

我尷尬地站在接待處的櫃檯前，說我要報名試上第二天的某一堂課。當時我腦海裡有許多聲音在大喊：「趕緊離開這裡呀！這不是你該來的地方。」然而，由於之前我一直聽從腦海裡的那些聲音，卻發現它們對我毫無幫助，於是這回我便鐵了心。何況，當下我正處於最孤絕、痛苦的狀態，因此我知道自己勢必要做出一些改變。

第二天，我按照計畫到了那裡。但在課程開始之前，我就已經如坐針氈了。而且我發現自己是那裡唯一的女性，這讓我很不自在。我渾身震顫，幾乎喘不過氣來，險些連熱身動作都做不完。後來，手靶訓練開始了，於是我便朝著有軟墊護身的教練揮出了一拳。這是我自從六歲開始上跆拳道課以來第一次這麼做。

這個動作似乎打開了我大腦中的一個開關，讓我心裡湧現出一股非常美妙的感覺。這雖然不是我擅長的運動，但我的身體卻做出了回應，彷彿鬆了一口氣似的。我感覺自己的肌肉不斷綳緊、放鬆，乳酸也不斷堆積。從我的拳頭傳來的撞擊力道一路蔓延到我的腳趾。

這是多年以來我第一次感覺到自己的身體的存在，也是第一次感覺到它做出了明確的回應。

課程結束後，我雖然滿臉通紅、精疲力竭，但頭腦卻出奇地平靜而清醒。那種感覺幾乎把我嚇到了。然而，當時我身無分文，只好用信用卡買了一雙拳擊手套並且付了一個月的訓練費。以後的事情再慢慢想辦法吧。

當時，我只知道自己已經在偶然間發現：有一件事可以大幅改變我的心智與情緒狀態，以及我看待周遭人事物的方式。我想了解為什麼如此簡單的一件事能夠改善我的心理健康，甚至比我做了已經十年的心理治療還更有效。它到底是如何辦到的？這份好奇心讓我決定上大學並開始攻讀心理學。

這是我找回自己的第一步。多年來，我終於有了一些**感覺**。我知道我非這麼做不可。我沒有別的選擇。

和身體與心智重新連結的重要

要和你的身體與心智重新連結，你一定得去從事格鬥運動嗎？不，這種方法並不一定適合每一個人。不過，上面這個故事說明了一點：**當我們要找回從前的自己時，第一步就是要和自己身體重新連結**，也就是說：我們要再度**感受到**自己的身體的存在。

要覺察、擁抱並理解身體的感受，可能需要花點時間。就像我們在展開一段新的關係時，必須陪伴對方，並讓他（她）能自在地做自己，以便了解他（她）內心真正的感受一般，我們在面對自己的身體時，也必須重新建立並培養我們和它之間的關係。要達到這個目的，我們必須仔細地探索我們那些可能感到安全甚至舒暢的部位。我們要懷著好奇心、花一些時間慢慢地建立我們和自己的身體之間的關係，並留意它所發出的微妙訊號，聆聽它所要傳達的意思。

當你長期和自己沒有連結時，不僅心理健康會受到很大的影響，身體健康和人際關係也是如此。孤獨、寂寞的感覺會一直籠罩著你，揮之不去，即便在你置身於人群之間時也是如此。

這種身心日益分離的感覺會讓你原本的心理問題變得更加嚴重，使你不斷重複著各種自我挫敗的行為與思考模式。

由於我們找不到真正的自己，於是逐漸開始不再照顧自己，例如讓自己每天喝足夠的水、吃健康營養的食物等等。這些事情雖然看似微不足道，但經年累月下來，就會讓我們因為長期水分不足及營養不良而導致嚴重的健康問題，例如高血壓、心血管疾病與免疫系統失調等。

和他人失去連結則可能會使我們無法和他人溝通和親近，而這可能又會導致我們和自己所愛的人疏遠或分開，並瓦解我們的社交網絡，使我們在遇到困難時無法得到心理與實質上的支持。

當我們和自己失去連結時，會比較難以做決定，也無法了解自己的價值觀並據以行事，同時也難以表達自己的需求並朝著自己的目標採取行動。我們會開始懷疑自己待人處事的能力，並對自己失去信心。

「找回自己」所涵蓋的範圍很廣。其中包括找回我們對自身肢體的掌控能力和自己的一些特質。在本書中，所謂「找回自己」指的是找回你身上那些已經被你遺忘或遭到剝奪的部分。你在缺乏自信時，可能會自我限縮，沒有創造力，甚至感覺自己已經失去生命的目標。因此，「找回自己」也意味著：你要在那些曾經讓你感到無力、無助或迷失的地方重新找回屬於你的力量和主導權。

「找回自己」是一項根本性的舉動，因為無論我們過去經歷了什麼，我們都要在一個我們可能自覺「比不上別人」、「不夠好」或「有問題」的世界裡，重新拿回我們對自己的主宰權，掌控自己的療癒過程，以及所有對我們來說很重要的事物。

「自我信任」（self-trust）是一個人成長與發展的基石，在我們要重新建立人際連結時也扮演了一個重要的角色。如果你不信任自己，你在社交場合就會缺乏信心，你的人際關係也會受到影響。你會一直忐忑不安，害怕被人遺棄或遭人拒絕。

在重建你和身體的連結並找回你的自我的過程中，為了讓你能夠信任自己，你必須先為自己奠定一個穩固的基礎。這意味著：你要深入了解自己的價值觀、需求與目標，學習處理自己所面對的各種狀況，並相信自己的判斷與直覺。

在第二篇中，我們將探討各種相關的技巧，以幫助你重新與自己的身心建立深刻的連結，並且生出強大的自信心。但首先我們需要了解你和自己的身體的連結為何具有如此強大的力量，以及你的身體如何顯示出你的心理健康狀態。

了解身體與心理之間的連結

你是否曾經因為心裡緊張而雙手抖個不停？或者因為太過害怕而身體僵住，動彈不得？或者因為擔心某件事情而躺在床上睡不著覺？

你的情緒會影響你的身體和感官的知覺，也會改變你的行為並影響你的生理機能。

當我們的心情很痛苦時，我們的身體也會有感。如果你曾有過很不堪的分手經驗或者曾經因為某人過世而感到悲傷，你可能會覺得「心痛」。如果你為了即將發生的某個事件而感到興奮或緊張，你可能會覺得肚子怪怪的。

我們的身體和心理之間有著複雜的連結。這樣的連結能使我們擁有一些強烈的體驗，也使我們得以成為一個完整的人，因為我們的大腦並非像我們從前所以為的那樣，是和我們的身體不相干的。你和你的想法、行為、態度和信念，都是你的身體和心理連結的產物。這個連結最終會左右你的生活方式、你所做出的決定以及你的身體健康。

身心連結的科學根據

當你聽到「連結」（connection）這個字眼時，首先會想到什麼？有可能是一條電線，也可能是一股電流。無論你想到的是什麼，你的感覺大概不會像你和自己連結那般溫暖舒服。

你的身體是你最好的朋友，而你的心靈就像它的同夥。兩者攜手合作，讓你能夠活著，而且過得快樂健康。但是，當它們兩個不能彼此合作時，會發生什麼事呢？那可能就像你拚命想找一個地方為你的手機或筆記型電腦充電，但卻一直在原地兜圈子一般。

我們的身體與心靈的連結是雙向的：我們的心理狀態會影響身體，身體狀態也會影響心理。此外，身心狀態可能也會影響健康與病症。既然我們的身體與心靈一直在彼此對話（即使我們不見得會聆聽），它們之間的連結就對我們的身心健康有著關鍵性的影響。

為了更加了解這個連結以及它對我們的行為、感受和情緒的影響，我們有必要了解我們的身心是如何透過不同的方式彼此連結。

大腦是一個奇妙而複雜的器官，經常被稱為「身體的指揮中心」或「人體的超級電腦」。但它不只是一台機器，因為它和人體的其他部位有著深刻的連結。

儘管我們還不完全了解身體和心靈是用什麼方式溝通，但科學家已經發現了一些方法，可以增進我們在這方面的了解。

身為人體的「指揮中心」，你的大腦讓你得以產生各種想法、信念、態度與情緒。這也就是你所謂的「心靈」。

荷爾蒙和神經傳導物質就像你體內的信差，能幫助大腦中的各個部位彼此溝通，也讓大腦和全身得以彼此連絡。

壓力、焦慮、憂鬱以及其他心理狀態，都有可能影響你的身體器官運作的效率。有愈來愈多的科學證據顯示：與情緒相關的荷爾蒙與神經傳導物質也可能影響我們的身體，改變我們的血壓、心率、睡眠模式、食慾和睡眠品質。

史丹福大學心理社會研究實驗室（Psychosocial Research Laboratory）主任大衛・史匹格（David Spiegel）所做的一項醫學實驗就充分證明了身體與心靈之間的連結。他發現：那些參加了團體正念治療的女性乳癌患者不僅活得比較久，身體比較不會疼痛，生活品質也比較好。

更進一步的研究也顯示：壓力會改變血球的功能，從而降低我們的身體對抗感染與疾病的能力。過高的壓力會降低白血球、受感染細胞和癌細胞的免疫反應。除此之外，針對有焦慮和憂鬱症狀的人士所做的一些研究也發現：這些人體內都有較高的發炎指標，而這些發炎指標會降低身體傷口癒合的能力。

我們要了解自己的身體與心靈是一體的，並重視兩者之間的連結，才有能力將自己的各個部分整合起來，並掌握問題的根源，而非僅僅看到表面的症狀而「腳痛醫腳，頭痛醫頭」。

這種重視整體性、全面性的哲學並不是什麼新的理論或概念。事實上，這是數千年來許多文化所奉行的觀念。當西方思維還無法接受身心連結的概念時，佛教哲學和一些東方醫學（例如可能源自印度的阿育吠陀療法）都很強調身體與心靈之間的相互作用。

你或許已經注意到：西方社會已逐漸認同這個古老的哲學概念了。我們不僅已開始看出身心連結的重要性，也已開始試圖找回我們和自己的身體之間的連結，讓我們的身心能夠合而為一。

心理健康照護方法的轉變

回想你過去被恐懼、焦慮、悲傷或憂慮這類情緒困擾的經驗，你還記得當時是什麼事或什麼人讓你覺得好過一些嗎？

對我來說，在那些黑暗的時刻裡，真正能夠幫助我的通常不是別人所說的話。舉個例子，當我陷入那憂鬱、陰暗的深淵時，對我最有幫助的往往是某個能讓我有安全感的人士的陪伴。他們甚至不需要說些什麼。只要有他們在身邊，我就會覺得很安慰。

在我極度焦慮或恐慌時也是一樣。我發現被人觸碰的感覺能使我變得比較安穩、平靜。無論是被人摟著、抱著或抓住，都會讓我產生一種安全感，並因此能夠回到腹側迷走神經所主導的狀態，和別人建立連結。

當我因為失去親愛的人而悲痛時，能夠帶給我安慰的是那些能夠讓我自在地表達情緒的人或事物。比方說，當我想起或看到某個與逝者有關的東西時，淚水就會奪眶而出。

這樣的宣洩會帶來一種快感，改變我的生理狀態，讓我產生一種截然不同的感受。這項發現令我感到意外，也讓我如獲至寶。

以上的經驗告訴我們一件事情：**語言無法撫慰我們當下的情緒。當你感覺自己的情緒已經失控時，也無法用言語表達內心的感受。**

然而，儘管我們的社會對心理問題的態度已經愈來愈開放，也愈來愈包容，但當我們出現心理問題時，所聽到的說法幾乎都是：「**你得找人聊一聊。**」

談話療法就像OK繃，不能解決問題

心理保健方法林林總總，規模各異，談話便是其中之一。這種療法可以提供人們一個安全的空間，讓他們得以在不受批判的情況下表達並整理自己的情緒與經歷。

談話療法能夠探討當事人的思維與行為模式，以檢視這些想法與行為對他們的心理健康所產生的影響。舉例來說，它能夠幫助當事人更加了解他們的想法、自我信念和世界觀如何影響自己的情緒反應或行為。然而，這個方法有其缺點，因為它往往太過籠統，沒有考量到每個人的特質與環境。

有一部分原因是：心理保健工作已經有了一套統一的標準。舉例來說，規定心理師要根據《精神疾病診斷與統計手冊》（*The Diagnostic and Statistical Manual of Mental Disorders*，簡稱ＤＳＭ）來看診，可能會使他們在評估個案的經驗時否定或排除重要的文化差異。ＤＳＭ固然提供了一套標準以幫助醫師診斷心理疾病，但它也經常因為規定太過籠統，沒有考慮到不同個案之間的差異而受到批評。舉例來說，一個全科（家醫科）醫師可能會僅僅根據病人的某些症狀就診斷他們患有憂鬱症，卻沒有考慮到那些症狀發生的背景或根本原因。

除此之外，談話療法可能需要花很長的時間才會有結果，尤其是在病人曾經歷過創傷，或因為種種問題而無法自在地坦露心事的時候。

經歷過創傷、焦慮且長期生活在壓力之下的人可能很難真正和自己的情緒連結。他們可能會試著透過理性的方式（例如談論或寫下發生在他們身上的事件）來解決問題，而非實際去感受那個事件。無論談話療法或寫作療法都已經行之有年，但這類方法會造成一種保護性的防禦機制，因為我們是透過大腦的邊緣系統來感受情緒，而這個部分是語言文字所無法觸及的。當我們無法觸及自己的情緒時，就會和自己以及他人失去連結。**我們唯有在能和自己的情緒連結的情況下，才會感覺自己和周遭的人事物有連結。**

你有沒有想過：當你試著用頭腦消除自己的痛苦時，你的目的是什麼？我想你多半是下意識地希望自己完全感受不到那種痛苦，同時又覺得自己有在做些什麼，而要達到這個目標，最有效的方法之一就是提出各種問題，並試著找出「解決辦法」。

當年，我的情況就是這樣。我不停地分析自己的「問題」所在，包括課業壓力、感情與交友問題、我的父母和老師不懂我、別人看電視或講話的聲音太大等等，不一而足。我以為只要這些外在的問題解決了，我的情況就會改善，至少也會改變。不幸的是，我愈是試著排除這些因素，似乎就有更多問題出現，而我的心情也變得更加難受。

這些所謂的「解決辦法」能讓我們覺得自己似乎有針對問題在做一些努力，也暫時減輕了我們的恐懼、憤怒、寂寞與傷痛。但就長期而言，你真的能想出什麼辦法來消除自己的悲傷與失落嗎？你能平息自己因為受到嚴重的傷害而產生的怒氣嗎？你能「解決」自己的焦慮、憂鬱或長期的壓力嗎？

當你以理性的方式思考自己的創傷體驗，並用言語將它表達出來時，你是否碰觸到了自己的情緒核心？這種做法對你的療癒有幫助嗎？或者你只是愈來愈擅長反覆訴說自己的故事？或許，我該換另一種問法：你是否能夠讓你的大腦中那個理性的聲音（它的目的其實是要保護你）安靜下來，讓你得以聽到你的大腦、身體和神經系統所發出的訊號並且與自己的情緒連結，讓它們有機會好好處理你在之前的創傷經驗中沒有順利完成的壓力反應循環（stress response cycle）[26]？

假使你初次嘗試求助，你的心理師要你談談你的感受，而你卻發現自己已經快要潰堤了，那你會怎麼做呢？我猜想，你可能會開始在自己的四周築起一堵保護牆，以免因為碰觸到自己的傷口而感到痛苦。如果你這麼做，你將永遠無法處理那個創傷，也無法得到療癒。

遇到任何一個會使我們太過痛苦的事件時，我們的心智必定會努力保護我們，讓我們遠離它。這麼做雖然是出自善意，但往往會使我們無法真正解決問題，並因此而感到更加痛苦與挫折。

談論自己的感受、描述自己的創傷經驗，是療癒過程中非常美好的一個部分，也有其必要性，但這只是其中一小部分而已。如果將它當成唯一的治療方式，不僅治療的深度不足，也無法有效消除患者的痛苦，讓他們的創傷經驗得以被安全地處理並釋放。也就是說，語言文字並不足以讓你完全理解自己的創傷經驗並加以處理。

所幸，隨著數位時代降臨，心理保健領域已經逐漸多元化，不斷出現各種新的科學理論與療法。由於許多人開始尋求全人（holistic）心理照護，因此可以替代傳統的談話治療的方法也愈來愈受歡迎。

為了能得到談話治療的好處，你剛開始尋求治療時最好先以這類新式療法（從身體下手）處理那些積壓在你體內的痛苦情緒。要真正獲得「療癒」並且改善你的問題，你需要更進一步從你的身體下手。

什麼是身體療法？

所謂的「身體療法」（somatic therapy）涵蓋了各種以身體為中心的療癒技巧。這種療法不僅顧及身體與心智之間的關連，也認可身體在療癒情感創傷和提升總體幸福感這兩方面的重要性。

威廉・賴希（Wilhelm Reich）是奧地利的一位精神分析學家，生於一八九七年，死於一九五七年。一般相信，他是早期發展並確立「身體心理治療」（somatic psychotherapy）這種治療模式的最大功臣。這種療法的理論基礎是：痛苦和創傷會留存在身體的肌肉與筋膜[27]（結締組織）內。身體療法乃是**以身體為工具，來了解並治癒一個人的情緒創傷的有效方法**。它把焦點放在心智、身體與情緒之間的關係，認為情緒和我們的身體知覺有直接的關連，例如人在焦慮時可能會感覺肚子怪怪的或者心口灼熱。

身體療法所使用的技巧有許多種，但其中最常見的是身體覺察（body awareness）、肢體動作（movement）和觸摸。身體覺察的內容是幫助當事人更能覺察他們的感官知覺和情緒，肢體動作和觸摸則是用來紓解身體的壓力並促進情感的療癒。舉例來說，身體治療師可能會運用瑜珈或舞蹈等動作技法來幫助個案釋放身體的壓力，讓他們得以與自己的情緒連結。此外，他們可能也會運用觸摸技法（例如按摩或指壓）來幫助個案宣洩壓力並放鬆身體。

身體療法把重點放在我們在面對周遭人事物時內在的體驗、我們對他人的感覺與反應，以及我們昔日的創傷如何制約了我們的感受。

多重迷走神經理論以及各種身體療法都體認到身心連結的重要性，以及情緒創傷對身體健康可能產生的影響。這類治療的做法是透過處理創傷經驗在身體、情緒和認知等層面所造成的影響，讓個案得到全面性的治療。

隨著身體治療和多重迷走神經理論的出現，心理治療已經進入了一個新時代，真正從全人的觀點來看待個案的問題，並採取「由下而上」的方式幫助他們克服焦慮、創傷與壓力等問題。這種「由下而上」的做法並不是什麼新的概念，而是源自一些古老的健康法門（例如瑜珈），只是如今被應用到心理治療療領域罷了。這種「由下而上」的模式和大多數談話療法所採取的「由上而下」的傳統模式大不相同。

用學界的術語來說，就是：

> 認知（即思考）是一個「由上而下」的過程，發生於大腦的前額葉皮質（prefrontal cortex，簡稱PFC）區內。認知療法會檢視我們詮釋資訊的方式，並用它來改變我們的思考模式。換句話說，它是試圖透過改變人們的想法來影響他們的行為。這類療法（例如認知行為療法）要產生效果，你必須先能夠覺察自己的想法，然後再有意識地改變這些想法。
>
> 「由下而上」的療法則是先從身體、感官經驗和肢體動作下手。這類療法主張：你

的大腦之所以能夠判定你是否安全，是因為你的身體透過感官將來自外在和內在環境的訊息傳送給它，而這個過程是無意識的，也就是說：它不受前額葉皮質區的影響。「由下而上」的療法可以讓我們認識身體的智慧，並且明白我們可以藉著肢體動作來釋放埋藏在筋膜中的情緒。由於要我們回顧往日的創傷經驗可能是一件很不容易的事，因此我們可以改用「由下而上」的方法，運用身體（而非心智）來碰觸我們的創傷經驗並加以處理。

在治療之初，以多重迷走神經理論為基礎的身體療法主要是採取「由下而上」的方式，透過檢視生理反應讓當事人與自己的情緒連結。在照顧了身體層面之後，再從認知層面下手。因此，身體療法除了「由下而上」之外，也涵蓋了「由上而下」的做法。也就是說，它處理問題的方式是雙向的。

透過身體療法，你可以學到如何釋放身體的壓力、調整自己的情緒、讓自己更有安全感，並提升自我覺察的能力。在第二篇的「迷走神經重塑計畫」中，我們將運用身體療法和多重迷走神經理論來建構一個綜合性的全人療法，以便幫助你克服你的焦慮、創傷後壓力症候群、慢性壓力與創傷。

從身體下手，找回你的安全感

「心靈的傷，身體會記住」（The body keeps the score）是知名精神病學家暨創傷專家貝塞爾・范德寇（Beseel van de Kolk）的名言，也是他的一部暢銷著作的書名。基本上，這句話的意思就是：你的身體會抓著過去的經驗不放，以保護現在的你。

當你從身體下手來療癒自己，你就無須透過認知的途徑，也不必分析自己過往的經驗，而是憑著你的直覺與身體的智慧和自己建立連結。

我們的心智是非常厲害的。它會封鎖那些可能會讓我們無法承受或很難獨自處理的痛苦經驗。你或許可以和朋友聊聊你的問題，或者跑去遊山玩水、找點樂子，但這些做法只是隔靴搔癢，並不足以讓你找回內心的平靜。唯有從身體下手，才能針對問題的根源對症下藥。

在第六章中，你將學到兩個技巧：呼吸法和肢體動作。它們可以幫助你改變你的大腦、自律神經和迷走神經，緩解你的焦慮、壓力或過度激發的現象。

當你感覺自己安全無虞時，或許就有能力回顧那個激發了你的生存反應的創傷經驗。一旦你的身體有了安全感，你在處理創傷經驗時，就會感覺安穩踏實，不會被它帶走。你有一個靠山，那便是「此時此刻」。無論任何時候，當你感覺自己快要無法承受或者太過痛苦時，隨時都可以回到當下。

在採用身體療法來處理你的創傷時，你並不需要知道自己為何會經歷那個創傷，也不需要加以解釋。即使你並不知道那個創傷的根源，你還是能夠加以處理。

以身心學的技巧和自己的身體重新連結

二〇〇三年，我在搭乘雲霄飛車時出了一次意外，並因而住院。出院後，我以為自己可以很快恢復從前的生活，沒想到我的身體卻很不配合。當時，我除了因為心臟受損，心跳一直很快之外，也出現了之前從未有過的感受。

無論什麼時候，只要電影或電視節目裡有飛車追逐或者撞車的場面，我都會非常害怕。哪怕我只是和家人共乘一輛車而且車速並不快，我的身體也會出現強烈的反應。我的心跳會飆到每分鐘兩百下，全身的肌肉會變得異常緊繃，準備承受可能到來的撞擊，腦海裡也會閃過各式各樣可能出現的悲慘後果。

人們普遍對「創傷」這個名詞有些誤解。十歲的我無疑也不知道自己所體驗到的正是一種創傷反應，因為之前我一直以為，只有那些經歷過戰爭、屠殺式攻擊、殘忍凌虐或嚴重天災的人才有創傷可言。直到成年後，我才發現創傷的真正涵義，以及那些受過創傷的人在身心上可能出現的各種後續反應。

任何事件都可能造成創傷

在第二章中，我曾經談到近年來我們對創傷有了一些新的體認。簡而言之，在我們的生活當中，所有發生得太快、太早或太過猛烈，以致當下你的大腦、身體和神經系統無法承受的事件，都可能會造成創傷。確實，有些事件（如上一段所提到的那些）必然會使當事人受到創傷，但事實上，事件本身所造成的創傷程度遠不如我們之前所想像的那樣。如今，我們已經知道：造成創傷的不盡然是事件本身，更多的是當事人對該事件的反應。除此之外，創傷的種類遠比我們所想像的更多，範圍也遠比我們所想像的廣。舉例來說，如果一個孩子在成長期間每天都要面對家人所表現出來的令人害怕的怒氣，那麼他終其一生可能都會有創傷的症狀，而且這類狀況比我們所想像的更加普遍。

以我為例，當年十歲的我並不知道，自己所體驗到的那種有如做夢一般的狀態就是由背側迷走神經所引發的解離狀態（請參見第三七頁）。我之所以會陷入這種狀態，是因為我的身體和大腦很聰明，知道我無法承受意外發生時的痛苦，於是便讓我進入了一種類似靈魂出竅的狀態，以致有好長一段時間，我整個人都很麻木，對那次意外完全無感。

接下來，我的反應便是假裝什麼事情都沒有發生，並試著做回從前的那個自己。不過，我雖然很努力，卻總感覺自己像個迷路的孩子，再也回不到從前那種無憂無慮、快快樂樂的狀態了。

有些事情雖然不像發生意外那麼嚴重，但也可能會造成創傷，例如一個人沒有得到應有的愛與關懷、受到霸凌，或與愛人分手等等。

事實上，發生在你身上的任何一件事情，即使看起來沒那麼嚴重，也有可能會造成你的創傷，這完全視你當時的狀態而定。比方說，孩童往往會因為一些事情（例如被大人忽視）而受到創傷，因為身為一個孩子，你必須仰賴他人的撫養與照顧才能存活。

創傷的痛苦會使你的身體與心靈無法負荷，但它們也有很強的適應能力。你或許學會了照顧自己，或想像自己有個朋友，甚或設法以某些方式來博取大人的愛與關注。

長大之後，你若受人忽視，可能會比較有能力承受，因此這或許不會對你造成長遠的影響。但身為一個成年人，你會面臨其他形式的壓力。如果你在忙著處理財務問題並且應付工作壓力的當兒，又面臨感情關係的破裂，你可能就會抓狂了。

重大事故可能會造成一個人的創傷，但即便只是一些小小的不如意，如果接二連三地發生，你可能也會受不了。

完成壓力反應循環，才能回復正常

遇到讓你極度痛苦的事件時，你的身體可能會進入生存模式，使你的心跳變快，血壓變高，消化功能變慢。這是為了要確保你要用來戰鬥或逃離危險的器官得以適當地運作，讓你能存活下來。

這時，你的大腦會進入「緊急模式」，專注應付眼前攸關生死的問題。這可能會導致你的記憶處理系統失靈，讓你的身體和心智都沒有去處理造成你的創傷的那個事件。

正如先前所言，目前醫界對創傷的治療通常都是使用心理療法和（或）藥物。儘管對許多受過創傷的人來說，這種方法或許管用，但它並未處理一個根本性的問題：我們在內心如何緊抓著創傷的事件不放並且適應了它。此外，這種方法也沒有考量到心理、身體與情緒之間的關連性。

受到創傷後，我們的身體和心靈會處於高度警戒的狀態，彷彿危險已經迫在眉睫。這可能會使我們的血壓變高、呼吸變淺、肌肉緊繃並且身體疼痛。有許多人會因此而長期處於肌肉緊繃或麻木的狀態，而這可能會導致肌肉痙攣、纖維肌痛症、偏頭痛以及其他類型的疼痛。

有愈來愈多的證據顯示：創傷不僅會影響我們的大腦，也會影響我們的細胞。近年來有幾項研究顯示：人體的幹細胞確實能夠儲存我們對過往的記憶，而那些有關創傷事件的記憶可能會影響我們的健康與情緒。一個人的創傷如果沒有經過處理，可能會導致各種疾病，例如心臟病發作、中風、肥胖和糖尿病等等。

如果創傷或被積壓的情緒長期受到忽視，可能會表現在身體的知覺上，造成慢性疼痛等問題。不過，只要能釋放這些情緒和感受，就可以大大提升我們的健康與幸福。

以身心學的技巧釋放情緒的方式之所以有效，是因為它們所針對的是所有哺乳類動物在面對壓力時都會產生的一種生理反應。如果你曾經受過驚嚇，當時你很可能會渾身顫抖。這是人體的一種自然反應，因為我們的身體在面臨巨大的壓力時會立刻大量分泌腎上腺素，以處理威脅並分泌壓力荷爾蒙。

但基於種種原因，人體的這種自然反應可能會受到干擾。在某些情況下，我們甚至會主動停止這種反應。比方說，我們可能已經學會在感到害怕、焦慮或受到壓力時，隱藏自己本能的慾望。儘管內心已經波濤洶湧，但我們卻戴上一副面具，假裝若無其事。同時，我們可能會因為害怕丟人而設法隱藏自己正在發抖或意圖開溜的事實，或者透過電玩或社群媒體等事物來分散自己的注意力，不去正視自己的情緒。這些都可能會干擾我們的身體在創傷情境下的自然反應，以致我們的體內仍然殘存著那些沒有完成的壓力反應循環，使我們無法回復正常的狀態。

身心學的釋放技巧（這部分我們將在「迷走神經重塑計畫」這個章節中加以探討）就是要處理這些沒有完成的壓力反應循環。這些方法能幫助我們讓內心深處那些波濤洶湧的能量浮現出來，讓它們自自然然地走完應有的流程。

現在讓我們再回頭談論「所有哺乳類都有壓力反應循環」這個事實。野生動物雖然每天都要面對求生存的巨大壓力，但由於牠們可以自然而然地表現出發抖或戰慄這類的壓力反應循環，因此能夠很快恢復正常，而這便是身心學釋放技巧所要達成的目標。

你的身體一直在對你說話

在本質上，所謂的「身心連結」便是我們的心理健康與身體健康之間相互影響的關係。它指的是我們的情緒好壞會影響身體健康，反之亦然。

這種複雜的關係會表現在我們的現實生活中。舉例來說，當你感到焦慮時，你的身體會出現一些症狀，例如頭痛、疲倦和消化不良等等。同樣的，你如果長年受到病痛（例如慢性疼痛或各種慢性病）的折磨，你的心理健康也會受到負面的影響。

這對你來說意味著什麼？如果你經常對自己的身體狀況感到迷惑，那就表示你應該開始**聆聽**你的身體所發出的訊息了。事實上，你的身體總是在對你說話。它有它的需求、慾望和感覺，但不一定會明顯地表現出來。如果你不仔細聆聽，可能就很容易錯過它想要對你傳達的訊息。在第二篇的「迷走神經重塑計畫」中，你將會學到如何接收這些訊息。

在現今這個世界裡，我們往往會覺得融入一個群體會比表現出自己真實的樣貌（這點我們將會在第六章做更詳細的討論）更加安全。因此，要體認自己的每一個部分都有其價值並將它們找回來，是一件很不容易的事。要無條件地完全接納自己也很不容易。

你可能會覺得這是一件極其困難的事。它將會挑戰你對你自己、你的價值與重要性的看法。

但它也將是你這一生最有意義、報酬率最高的一項投資。當你開始讓自己的身體與心靈建立起強固的連結時，你就能逐漸把自己的每一個部分串連起來，編織成一個完整的你。

現在，就讓我們進入第二篇，開始探討：你可以用哪些方式培養你對自己的身體的信任感與安全感，並建立你的身體與心靈之間的連結，藉以讓你的生活與創傷得到大幅的改善。

第二篇 重塑迷走神經

第五章 迷走神經重塑計畫

在「迷走神經重塑計畫」中，我們將透過三個階段來利用身體與生俱來的能力恢復神經系統的平衡。其目標是一步步地療癒你的創傷、焦慮與壓力。第一個階段是找回你的安全感，第二個階段是學習如何重新與自己的身體連結。最後一個階段則是將這些技巧運用在日常生活中。

療癒工作沒有一定的時間表，所以請不要給自己任何壓力，規定自己非得一口氣完成所有的階段不可。我們在擬定這個計畫時，就是刻意不訂定任何時間表，以便你能以自己的步調逐步完成每個階段，並利用其中的資源。所以，只要你有需要，無論多花少時間都沒關係。你之所以會閱讀這本書，參與這個計畫，是因為你經歷了一些事情，出現了一些症狀，並且想要達成一些目標，而每個人的經歷、症狀和目標都不一樣，因此你有屬於自己的獨特需求。這意味著：你不妨在這個計畫當中的某一、兩個階段多花一點時間，或者在過了一陣子之後，重新溫習某個階段。事實上，我也希望你能這麼做。只要你願意，可以隨時回頭重新溫習某個階段乃至所有階段。

無論你目前處於何種狀態、是否已經嘗試過其他方案，也無論你之前是否已經做過心理治療還是初次嘗試心理健康支持療法，這個計畫都適合你，也會陪伴你，為你的成長奠定基礎。

在這項計畫的每個階段，我都會陪伴著你，幫助你一步步建立安全感和穩定感，直到你對自己的身體產生充分的信心，並有能力應付周遭的人、事、物。

按部就班、慢慢練習，更能感受到好處

這項計畫不僅包含了理論與教學，也非常實際可行。設計的目標就是要讓你逐步採取行動。因此我勸你不要急著一口氣看完這本書，而是在每個階段花點時間，練習你所學到的技巧。如果你能做到，那麼等到你看完這本書時，你應該已經充滿信心與韌性，相信自己今後必定有能力支撐你的身體與心靈。如果你讀得太快，就會錯失其中的奧妙。唯有讓自己有一些空間，慢慢地、有意識地閱讀，你才能領略這些奧妙。

尤其在第一階段時更是如此。你或許想要盡快進入下一個階段，學習如何處理自己的創傷體驗與情緒，但如果你不慢慢來，你將會讓自己蒙受巨大的損失，因為第一階段是這個計畫的基礎。所以你要為自己打造一個穩固的基礎，並依照自己的需求在這個階段多花一些時間。不要和別人比較也無須和他人競爭，只要依照自己的步調進行就可以了。

你會發現這個計畫的每個階段都是以前一個階段所學到的東西為基礎。因此，你務

必要完成各個階段的所有步驟之後，才能進入下一個階段。

創傷、焦慮和慢性壓力都是可以療癒的，但第一步要先打好基礎才行。如果你還沒做好準備就急著處理自己過往的創傷經驗或現在反覆出現的行為模式，可能會引發許多情緒。在你手邊還沒有適當的資源與工具時，有些情緒可能會擾亂你的療程。

如果你已經探索、練習並掌握了情緒調節和自我安撫的技巧，你在面對那些令你痛苦的情緒和感受時，就可以讓自己處於安穩自在的狀態。只要你一個階段、一個階段，按部就班地進行，你就能夠學會並運用那些方法，並將它們融入你的日常生活中，直到它們變成你的第二天性。如此一來，你就會愈來愈能忍受那些可能會讓你感到不適的情緒和感受。

我得承認，要讀完這一篇並完成整個計畫並不是一件容易的事，因為本篇的內容非常豐富。最好的方法就是把每個階段依照其中的小標題拆解為幾個部分，把每個小標題下的那些段落當成「一小課」，並且在每一小課的末了想一想自己從中學到了什麼。建議你不妨準備一本筆記和一支筆，把你所學到的要點記下來，再花點時間做其中所提到的練習或步驟。做完之後，再進入下一課。這樣你就能夠有意識、有目的地探索、嘗試並運用你所學到的東西，讓你以後在情緒出來時不會被壓垮，並且得以立刻感受到練習所帶來的好處。

只要你有耐心，持續不懈地練習，你的內在不僅會出現驚人的轉變，而且你也會逐漸恢復自己往日的模樣。當你看到自己的生命出現巨大的轉變時，你將會感到雀躍，並且覺得自己所做的努力是值得的。在此同時，你也會更有動力繼續前進。

第一階段：打好基礎

第一階段有四個重點：打造一個穩固的基礎、發展讓自己感到安全和穩定的技能、提升技能層級和擴展知識。

除此之外，我們也要確定各種需求的優先順序。這將會幫助你認清哪些需求是你要優先處理的，使你不致因為同時需要吸收太多資訊或做太多練習而無法負荷。你將有機會在現實生活的情境中練習這些技能，讓它們逐漸成為你的習慣。

第二階段：培養身體覺察力並學習釋放情緒

這個階段的重點不再是針對外在的環境，而是探索自己的內在體驗，讓你和自己的身體知覺與動作建立連結，以便你能對身體的運作方式有進一步的理解，明白它有哪些需求以及你該如何滿足它的需求。

除此之外，我們也將會開始透過一些釋放情緒的技巧，來幫助你宣洩埋藏在你的肌肉、關節和結締組織裡的壓力。

最後，我們要改善自己的呼吸習慣，使其達到平衡狀態，並調節我們血液中的氧氣與二氧化碳濃度，以便增強迷走神經張力，讓我們的神經系統的運作能達到最佳的狀態。

第三階段：與他人連結，以便整合自我、滋養自我

最後，我會教你如何和你的身體、情緒以及靈性連結，以便你在完成這個計畫後，再度面對外面的世界時，能夠應付生活所帶來的種種挑戰。

我們將開始設定適當的人際界限，並進行清楚明白的溝通，以便與他人建立深厚穩固而且彼此能夠相互支持的關係。你將學到如何重拾你對自己和他人的信心，以及如何重新培養你對周遭人事物的信任。等到這個階段結束時，你將能夠放下過往的自我懷疑，重燃你對生命的熱情，並開啟無限的溝通可能性。

療癒絕非線性的過程，這三個階段亦然

在這個過程中，我們要整合知識、採取行動並實際操練，但這個過程並沒有一個既定的起點或終點。它並不是線性的、死板的，而是一個不斷變化、流動的過程。

這三個階段雖然有一定的順序，但你可能會在從第一階段進入第二階段時，才發現自己其實仍有必要在第一個階段多下點工夫。

在這三個階段之間來來回回是很正常的。事實上，我也鼓勵你這麼做。你可能會發現有些部分你做起來輕鬆愉快，但有些部分則可能需要花更多的時間與心思，並且做更多的練習。

至於你是否已經做好進入下一頁、下一章或下一個階段的準備，時間到了，你自然就會知道，所以不需要趕進度。

回想創傷經驗並不能療癒創傷

當往日的創傷已經改變了你的心智、身體與情緒統合的方式時，你可能會感覺那個創傷彷彿就發生在昨天，而且隨時都有可能會再度發生。

這和你的大腦有關。由於恐懼攸關生存，因此人類的大腦在經過演化後，會對各種威脅和危險保持高度的警戒，也會試著避免陷入當初令你感到害怕的那種情境。在面臨危險時，大腦中負責監控基本生理功能並本能地做出反應的那個部位（負責生存反應的「後腦」〔back brain〕）就會變得異常活躍，而與學習和思考有關的部位的活動就會趨緩。

然而，你如果要處理你的創傷反應，就必須先有能力辨識它底下所埋藏的情緒。一旦你知道那是什麼樣的情緒，過了一段時間後，它可能就會自然而然地在很安全的狀態下浮現，讓你能夠充分感受到它的存在，你不會批判它，也不會產生難以承受的激烈情緒。一旦你允許自己感受那種情緒，並且接納它的存在，你便可以決定是否要採取行動。

如果引發那種情緒的問題是你可以控制的，那麼你或許就能夠採取某種行動來加以解決。但如果引發那種情緒的是某件你無法控制的事情（例如過往的一個創傷或眼前的某個難關），那麼你就不妨看看你可以用哪些比較好的方式加以因應，或者學習接納與放下。

要做到這一點，你必須讓那個負責情緒與慣性反應的後腦安靜下來，以便讓那個負責思考的前腦能夠活躍起來。

誠如我們在第四章中所言，自從談話療法興起後，大部分治療師都相信「回憶創傷有助療癒」。於是他們都鼓勵個案回想並訴說與創傷有關的時刻、記憶與經驗，以療癒自己的創傷。但這種做法並不一定能幫助我們向前邁進。這些治療師往往忽略了一個事實：**讓當事人回想創傷事件，有可能會讓他們再度受創**。

過往的創傷經驗如果沒有經過適當的處理，就會透過我們的身體知覺、回憶、行為與對事情的反應再次上演。儘管你知道那些創傷已經是過去的事，但你的身體和「生存腦」（survival brain）此刻仍舊居於主導地位，隨時準備應戰。對它們來說，那些創傷事件彷彿就發生在此時此刻。它們無意放棄主控權，因為過去正是因為有了它們的掌控，你才能活到現在。

為了取回你的主控權，你必須先讓你的身體和「生存腦」明白：你有能力處理你在生活中所遇到的各種問題，且不致讓自己受到傷害。如果你能學會並練習一些調節情緒的技巧（例如「迷走神經重塑計畫」中所包含的這些），直到你變得非常熟練，你就能夠溫和地引導你的大腦和身體從原本的生存模式進入另一個比較開闊、具有創造性、使你得以學習的模式。此時，這些你已經熟悉的技巧就會形成一個穩固的基礎，讓你能夠回溯過往的創傷經驗，並從一個不同的角度來檢視你之前無法觸及的那些情緒。

如此一來，你和那些創傷經驗的距離就會變得愈來愈遠，最終它們就再也無法左右你目前的生活了。你將不再反覆做出同樣的反應或行為。這樣你便可以稍事喘息，並選擇採取對自己有利且有效的行動。

自我疼惜

我們必須承認，沒有人喜歡承受痛苦。既然大腦的功能就是要保護我們，使我們免於痛苦，難怪那些心中埋藏著痛苦的人會很掙扎，一方面希望能消除那些痛苦，一方面又想逃避它。無論你此刻處於何種狀態，無論你嘗試或拒絕過哪些方法，你都要善待自己、疼惜自己。

為自己設定意向

你在執行「迷走神經重塑計畫」時，不妨為自己設定一個意向，提醒你要支持自己、為自己打氣，並且在你感覺自己有點偏離正軌，或者有可能走回老路時，溫和地引導自己回到正軌。

你的意向可以很簡單，例如：「我希望我在執行這項計畫時能夠善待自己、疼惜自己。」也可以比較明確一些，例如：「我希望以這個方式支持自己，以創造自己想要的生活。」

由於一個人的意向具有很強大的力量，因此你不妨仔細想想你真正要的是什麼，並且把它們寫下來，張貼在你每天都看得到的地方，例如浴室的鏡子上、冰箱門上面以及你的辦公桌上方，或者放在錢包或皮夾裡隨身攜帶。此外，你的意向應該對**你**而言具有某種意義。它不必是什麼很了不起的目標，只要能幫助你把心思放在那些對你最重要的事情上面就可以。

我的意向是：盡我最大的能力引導並協助你執行這項「迷走神經重塑計畫」。

現在，我們已經完成了第一步：一起確立了自己的意向。因此，我便有了充分的信心，相信你一定能夠開始邁出你的療癒之旅的下一步，那便是「迷走神經重塑計畫的第一階段」。

第六章

第一階段：打好基礎

療癒需要時間，但有時也要看機緣。

——希波克拉底（Hippocrates）

你做到了！這是你的療癒之旅的第一步，也是整個「迷走神經重塑計畫」的基礎，但你並不孤獨。我會陪著你一步步走完這趟旅程，而且我對你有百分之百的信心，知道你有能力做到。

在這個階段，你將學到如何和自己的身體自在地相處，並接納你的身體的感受。

我知道你想盡快完成這個階段，以便進入下一個階段，開始處理並釋放自己的情緒。我之所以知道，是因為我也很想盡快把這個部分講完。你想早點進入第二階段，以便改善自己的情緒，這很正常，但千萬不可因此而草草結束這個階段。

第一階段很像是興建一棟你夢想中的房子。你很興奮，因為你想了好久，總算可以動工了！但讓你沮喪的是：你發現那家要幫你打地基的公司要到三個月之後才有空。可是你已經不想再等了，於是便開始自己動手砌牆並鋪設屋頂。這真是個大工程。每次你站在屋外，看著這棟新房子時，都覺得它看起來真是棒極了。然而，當你走進屋內時，立刻就有些坐立不安，因為你發現只要有一陣風吹來，這棟房子就會吱嘎作響。

有一天，一場風暴來襲，結果房子的結構就開始歪斜，然後就整棟倒下來了。就這樣，你眼看著自己夢想中的房子垮掉。因此，如果沒有打好地基，你夢想中的那棟房子只不過是個幻相而已。即使所有從旁邊經過的人（包括你在內）都覺得它看起來很穩固，但你待在裡面卻無法安心，也不舒服，更無法藉以遮風避雨。

要打好基礎，關鍵就是要有耐心。如果你希望自己的生活能出現持久且有意義的改變，你就不能跳過這個階段。

當然，如果你決定草草結束這個階段，甚至馬上跳到下一個階段，你還是會有收穫。但就像你夢想中的那棟房子一樣，如果沒有打好基礎，一旦你遇到一些會引發你的情緒或讓你壓力很大的事件時，就沒有什麼東西可以支撐你了。

我明白，你可能還沒開始這個部分，就覺得它聽起來有點無聊了。但請相信我：等你花費必要的時間把基礎打好後，你絕不會後悔的。

這個階段的主要目的是要消除你對自己的創傷反應的困惑，以及它所造成的羞愧感。在有了相關的知識後，你將會明白你的神經系統和大腦在面對創傷事件時所做出的反應，是為了要幫助你存活的一種手段。

我們將一起努力穩定你的情緒並打造一個強大的工具包，讓你在產生難受、痛苦的情緒時，可以用來安然度過情緒風暴。如此一來，以後你就能夠自在地面對更多的情境和狀況。這些自我撫慰的技巧將會讓你得以重拾信心，相信自己有能力安穩踏實地面對生命中的每一個日子。

你在這個階段會有什麼樣的成長

- 了解什麼是「安全」
- 學會如何當一個客觀的觀察者
- 學會如何與自己的情緒重新連結
- 學會如何照顧自己的基本需求
- 學會如何進行安撫自己的「盛載練習」
- 學會如何從身體下手，建立自己的安全感
- 學會如何利用各種技巧調節自己的神經系統

要在療癒的道路上邁出你的第一步，不是一件容易的事，但這是一個機會，讓你可以獲得前所未有且極其需要的安全感與安定感，以便為自己打好療癒的基礎。

請你送給自己一份禮物：允許自己慢慢地做完第一階段。**不要趕**。這是你的機會，請好好把握。

了解什麼是「安全」

歸根究柢，如果你想療癒自己的創傷，回復到從前的狀態，就必須重新建立你對自己身體的安全感與控制感，然後將這種感覺擴散到外在環境。因此，在療癒之路上，你的首要任務就是建立你對身體與環境的安全感。這是學習療癒壓力、焦慮與創傷的基礎。

成年後，你是否有安全感，有很大一部分取決於你的父母、家庭成員和其他人在你七歲之前如何對待你、照顧你，又如何表達他們對你的愛。你的安全感會受到各種因素的影響，例如你過往的經歷、人際關係和童年時的環境。因此，現在你即使置身於一個客觀上很安全的環境，卻還是有可能缺乏安全感。這種現象聽起來或許很矛盾，但這是因為你從前所學到的關於「安全」的定義已經不適用於現在的情況了。

當你的內心一直惶惶不安的時候，或許會發現你可以透過想像的方式來幫助自己的身體感到安全（至少是比較安全）。你之所以會出現解離、現實感喪失以及人格解體等現象，通常是因為這個緣故。

要知道，「**處於**安全狀態」和「**感覺**自己很安全」是不同的。前者指的是你沒有實質上的危險，後者則是你的神經系統讓你感受到的心理狀態。

即使你實際上並未處於一個百分之百安全的情境，你仍然可以感覺自己很安全。因此，如果你不想再一直處於缺乏安全感的狀態，你要做的第一件事情就是把心思放在你的感受上，並且改變你對「安全」一詞的觀念。

安全的定義

所謂「安全」，有兩個面向：

1. **感知**：你感覺很安全，也相信自己很安全。

2. **現實**：有一些客觀的指標顯示你真的安全。

要學習如何讓自己**感到**安全可能要花一些時間！如果你這一生經常缺乏安全感，那麼你可能就要花更多的力氣，或許還必須仰賴他人的幫助，才能看清你其實有能力為自己創造安全感。

如何當一個客觀的觀察者

現在，我要和你們分享一個對我的療癒之路產生重大影響的經驗。二〇一七年時，我和我現在的丈夫達米安已經交往了大約六個月。當時，我其他四個女生住在一棟分租的房子裡，每天早上四點鐘就得起床去擔任接待員，下班後再到大學去上心理學的課程，到了晚上時，還得經營自己的生意。

我原本就是一個很容易緊張、焦慮的人，總覺得自己應該盡快把該做的事做完，否則就有可能把它搞砸。我的生活也是一團混亂：我的室友換了一個又一個，租約告吹和租金遲交都是常有的事。

有一天晚上，達米安到我的住處來吃晚飯。當時我問了他一個很簡單的問題，沒想到它卻改變了我的一生。

「你覺得我是一個很負面的人嗎？」

當你的神經系統已經出了毛病，而且你其實並不想聽到對方的回答時，這無疑是一個很大膽的問題。

他的回答很誠實。他說，他並不認為我是一個很負面的人，但我看待這個世界的方式經常偏向負面。

你猜得沒錯，這的確不是我當時**想**聽到的話，但他是我既尊敬又信任的人，我**需要**聽聽他對我的看法。當時，他並不知道我聽到這些話心裡有多麼難受，也不知道從那以後我就開始努力改變自己。

我想傳達的重點是：我一直看不清自己的行為模式，直到有人把它點出來為止。一旦我看清了，便得以開始積極主動地做出改變。

事情就是這樣：當你被困在自己的世界裡時，你根本停不下來，也無法後退一步，觀看全局。你被自己的經歷、想法、感受與情緒所淹沒，只看得到眼前的事物。這是非常累人的事。可是，只要你能給自己一些空間，後退一步，從一個不同的角度客觀地看待自己，你就能看清每天、每個時刻發生在你身上的事。

要開始找回這個空間，最簡單的方法之一就是做記錄。這種做法可以讓你後退一步，從一個不同的角度觀看自己以及每天的生活經驗，並注意自己如何運作、是個什麼樣的人、在意的是哪些事物。

所以，接下來我們要一起學習如何客觀地觀察自己。這是你的療癒之旅中很重要的一步。

做記錄

「迷走神經重塑計畫」的第一步，就是要了解你在感到焦慮、有壓力以及遇到創傷時會有哪些症狀、行為和表現。在進行這個計畫期間，你要把這些都記錄下來，以便看出你的反應是否存在著某種模式或關連性。

無論在這個計畫的哪一個階段，我都很希望你能把自己的心情狀態以及其他事項記錄下來，以便自我覺察並且做一些省思。這樣你便有機會認識自己，支持自己，而且不會受到批判。

「迷走神經重塑計畫」的目的是要幫助你進一步了解你的症狀的本質和緣由，使你得以掌控這些症狀，並且開始在你的生命中做出一些有益的改變。

如果你能定期記錄自己的生理現象、情緒與心理反應，你便能夠了解是哪些事物引發了你的症狀，以後在遇到類似情況時又該如何回應。

當你為強烈或長期的焦慮所苦時，可能會認為那些感覺不是你所能控制的。如果你想加以控制，就必須先和它們拉開距離，並從客觀的角度加以觀察。如此一來，你就會比較能夠疼惜自己，而不是像從前那樣一味地批判自己、指責自己。

當你把自己的症狀和經驗記錄下來後，就會開始看出其中的模式。

如此一來，你將會愈來愈能覺察是哪些因素讓你進入被激發或關閉的狀態。然後你便可以據此擬定你在每一種情況下可以採行的因應策略與方法。

除此之外，你也將學會辨識在那些情況下你的神經系統的狀態：你在被激發或能量低下時有什麼感受？腦海中會浮現什麼想法？這些情緒又會讓你採取什麼行動？

本書所提供的技巧與方法旨在幫助你覺察並調節自己的神經系統所處的狀態，包括你的情緒、想法和行為。如果你對那些經驗的本質和自己在被激發時所處的狀態沒有全盤的了解，你就無法支持你的神經系統、重塑你的迷走神經或得到療癒，而持續觀察自己的心情與行為會比光是問自己有何感受要更加準確。

如果請你描述你上個星期的情況，你可能會認為自己在那段期間情況很糟，因為你那段時間老是感到焦慮而且心裡有很多情緒。但如果你只關注自己的負面情緒，而沒有體認到你當時其實也有一些正面（或中性）的情緒，就可能會認為實際的情況的確很糟，但這樣的看法太過偏頗，並未準確地反映現實。更何況你如果只用負面的眼光看待上星期所發生的一切，而忽視你在那段期間的良好表現，你只會感到更加地緊張與焦慮。

如果你能定期記錄自己的想法與心情，就可以看出自己的焦慮感如何上上下下、起起伏伏，也可以藉此發現你什麼時候比較不那麼焦慮。

你可能會擔心記錄這些變化會讓你感到更加緊張、焦慮或更受不了。這樣的心情我可以理解，尤其是在擔心你的焦慮感已經不受控制的時候。但我可以向你保證：當你學會如何觀察自己被激發的情況時，自然就會有能力加以控制。換句話說，既然你已經知道有哪些情況會讓你感到焦慮，你就可以根據這些資料來做出一些重要的決定，讓你的生活更有目標。

如何觀察

我們可以用兩種方法來觀察自己的心情。一個是主觀的方法，也就是問自己有什麼感受。另一個則是客觀的方法，也就是運用量表來評估自己的情緒強度。

主觀的觀察就是評估自己的焦慮程度，以及你是否感覺自己已經無法擺脫這種焦慮感。對許多人來說，那種感覺就像是試著游過一個巨大的、裝著果凍的碗，但無論如何也游不出去！這種主觀的觀察你很可能已經做過，甚至可能已經成為一種習慣，使你因此而更加焦慮。

客觀的觀察（這是我們在這一課要學習的方法）則是一種比較「科學」的方法，可以有效觀察你的焦慮現象。

在進行客觀的觀察時，你不是問自己：「我有什麼感受？」而是要在一個量表上用數字評估你的症狀強度，並記錄哪些情況會激發你的反應，以及你在受到不同程度的激發時會表現出哪些行為。

客觀的觀察就像站在那個巨大的、裝著果凍的碗外面，注意它的顏色、質地和流動的情況。

當你開始以這種方式觀察自己的感受時，起初可能會覺得有點困難，甚至不太自然，但只要勤加練習，它就會變成一個不假思索的習慣。剛開始時，你可能會覺得自己變得更加緊張或焦慮，但只要不斷練習，你的觀察方式就會逐漸轉變，從主觀的觀察變成客觀的觀察。

現在，你心裡可能在想：「聽起來是很棒，可是我不知道該從哪裡著手耶！」別擔心，我會助你一臂之力。為了幫助你練習做記錄，我設計了兩個表格，你可以將它們影印或列印出來使用。稍後我們將會更詳細地討論這兩個表格的內容。

首先，讓我們再複習一下持續做記錄的好處。

1. 可以讓你看出哪些因素和情況會讓你感到極度焦慮、壓力很大或激發你的生存反應。你知道後，就會感覺其中並不是沒有規則可循的。
2. 可以讓你更了解自己在感到焦慮、壓力很大或遭遇創傷事件時的感受，並看清它們對你的身體和心靈造成了哪些影響。
3. 使你得以評估你目前的策略和做法是否管用，同時也讓你看到自己的進步，而不致一直陷入負面的思維模式或反芻性思考中。當你有一天過得很糟糕並因此而感到洩氣時，只要回頭看看這些記錄，你就會知道自己進步了多少。
4. 可以讓你變得比較客觀，能夠隔著一段距離觀看自己的行為。如果你想在你的生命中做出真正的改變，這一點是很重要的。

現在就讓我們來看看你在下面幾個階段中要做的兩種記錄：

◆憂慮記錄表

每當你感覺自己被激發的程度有變化（例如察覺自己有反芻性思考或過度思考的現象）時，就要填寫「憂慮記錄表」。這類變化包括：睡不著覺、感覺比平常累、肌肉緊繃或有腦霧現象。但這只是其中的幾個例子。還有其他許多變化都值得記錄下來。

從這些記錄當中，你可以看出有哪些情況會激發你的情緒反應，以及當時你的身體和心靈有何感受。除此之外，從記錄的內容，你也可以看出你的行為如何受到這些感受的影響。

在記錄表的最上方，你要寫下你的激發程度開始發生變化的日期和大致的時間。

然後，你要客觀地記錄你的情緒強度。其方法就是在量表上把代表那個強度的數字圈出來。

在這張量表上，你還要寫下你能明確感受到的症狀。你或許會覺得自己大部分時間都有這些症狀，但你要分辨這些症狀是否已經變得比較嚴重，以及它們什麼時候變得比較嚴重。

在記錄表的下一個部分，你要簡短地描述那些讓你的激發程度發生變化的因素，例如一天當中某個特定的時段（比方說快要下班的時候，因為你開始擔心工作會做不完）、你在報紙上看到的有關某些疾病的文章（你擔心這些疾病會影響到你和你的家人），或某人沒有在你預期的時間之內回覆你的訊息等等。如果你不確定是什麼因素激發了你的情緒反應，就寫：「不知道。」

接下來，在「令你焦慮的念頭」這個部分，你要寫下你最擔心的事情。要盡可能寫得明確具體，因為這部分非常重要！

然後，請寫下這些憂慮驅使你做出了哪些行為，例如在房間裡踱步、打電話詢問家人的情況（即使他們都沒事），或從事一些能分散你的注意力的活動等等。

最後，請在記錄表的右上角寫下你的憂慮或身體的感受開始消退的時間。

◆每日心情記錄表

每日心情記錄表是你在每天晚上睡覺前要填寫的表格。

在填寫這個表格時，你要用一個量表來評估自己的焦慮程度和生理上被激發的程度，分數最低是零（完全不焦慮），最高是一百（極度焦慮）。

請你在第一欄寫下日期。

在第二欄，請你考量當天所發生的事件，並寫下你的平均焦慮程度。

在第三欄，請寫下你當天最高的焦慮程度。如果你那天並未處於被高度激發的狀態，也沒有陷入「凍結」或「關閉」的狀態，那就寫下和第二欄一樣的數字。

在第四欄，你要寫下你整體的生理壓力或不舒服的程度。如果當天你的身體有任何疼痛的現象，或者你的注意力很難集中，或感到坐立不安或者疲累，你在打分數時就要把這些現象納入考量。

第五欄是用來記錄當天你在想什麼，是否一直有過度思考或反芻式思考的現象，還是有一些揮之不去的念頭。請你回顧當天的情況，並且記下你那天花了多少時間和心力在想那些事情。

在第六欄，我們刻意留白，以便你能記錄當天你特有的一些行為或模式，例如咬指甲或摳自己等等。你可以用同一個量表來評估這些行為的強度。

憂慮記錄表

日期：__________ 開始時間：__________ 結束時間：___________

焦慮的最高程度（請圈選下面的某個數字）：

0	10	20	30	40	50	60	70	80	90	100
無		輕微			中等				極度	

你覺得自己有哪些症狀：

- 坐立不安、心神不寧、煩躁 □
- 很容易疲倦 □
- 很難集中注意力或腦子一片空白 □
- 易怒 □
- 肌肉緊繃 □
- 睡眠障礙 □

為你的身體感受命名並加以描述：

____

____

激發這種感受的事件：

____

____

____

____

____

令你焦慮的念頭：

____

____

行為：

____

____

每日心情記錄表

在每天的末了，用0-100的數字在下方的各個欄位中為自己的心情打分數

0	10	20	30	40	50	60	70	80	90	100
無		輕微			中等				極度	

日期	總體的焦慮程度	最高的焦慮程度	總體的肢體緊繃程度	對焦慮的整體關注度	

剛開始做這些記錄時，你可能會覺得有點怪，但久而久之，就會習慣成自然了。當你逐漸習慣使用這些量表時，就會對自己的生理經驗與心情狀態有大概的認識，而且這些資料會遠比你用文字所記錄下來的更加客觀。

這是你在「迷走神經重塑計畫」中所要建立的第一個習慣，因此千萬不要把目標定得太高或者太不切實際，這樣你才能持續做下去。

請你試著先做七天看看。這七天當中，你要在每晚睡覺前填寫你的「每日心情記錄表」。你不妨把這些表格影印出來，放在床邊，旁邊擺著一支筆，以便提醒自己。

即使有一天沒寫，也不用擔心。因為只要是人，都難免會這樣，何況要養成一個新習慣也需要花一些時間。所以，你只要提醒自己明天再寫就可以了！

如何與自己的情緒重新連結

你的想法和情緒並非出自你的選擇。它們就像呼吸一般，是你在無意識的狀態下形成的。它們對你的重要性也不亞於呼吸，而且會大大影響你待人處事的能力。

我知道有時候你寧可自己是一個沒有情緒的人，因為情緒有時會帶來令人難以承受的沉重與痛苦。但你的情緒之所以產生，目的並不是為了要戲弄你。**當你開始了解並傾聽自己的情緒時，它們就會成為你的良師，讓你從中得到智慧**。眼下你並不需要了解或說明它們所代表的意義，但如果你能靜下心來，仔細聆聽，它們就會向你透露你的身體和大腦所訴說的所有祕密。

你的情緒會驅使你做出一些行為，而那些行為又決定了你的遭遇、機會與風險，並影響那些與你相關的人。如果你能和自己的情緒連結，你就擁有了一把鑰匙，得以聽懂你的神經系統、身體和心靈所使用的語言，以及它們彼此之間的對話。

你不妨花點時間注意自己生命中美好的事物，同時並學會正視自己在遭遇困境時可能會有的難以忍受的痛苦。

當你和自己的情緒重新連結時，你和它們之間就有了共同的語言，你也將得以開始滋養自己、照顧自己，並重新喚醒自己的直覺與身體的智慧，讓它永遠成為屬於你的一盞明燈，使你能夠度過充實而有意義的一生。

當你和自己的情緒重新連結時，你也將會開始覺察你有哪些並不符合自身利益的模式、反應和行為，然後溫和地引導自己走上一條能夠滿足自己真正需求的道路。

如果你現在還無法覺察或辨識自己的情緒，那也沒關係！有些情緒非常微妙，需要花一些時間才能找出適當的辭彙加以描述。

如果你想透過肢體感受到自己的情緒，就需要放慢腳步。這不是什麼比賽。就算你無法捕捉到自己的情緒，也不代表你有什麼毛病。

在很小的時候就受到創傷的人，往往會有感覺情感麻木或沒有感覺的現象。如果你正好處於這種情況，請放心，這只是一種保護機制而已。它意味著你的身體和大腦非常稱職，做了它們該做的事，以便讓你能存活下來。你可以學著找回自己的感受，但這要慢慢來，並非一蹴可及。你需要花一些時間才能培養捕捉自身情緒的能力。

如果你很難辨識自己的情緒，可以先試著辨識自己的身體感受。你的身體有沒有任何感覺是由你的情緒所導致的？你是不是心跳得很快？胃不舒服？你的頸背和肩膀是不是繃得很緊？你有沒有頭痛或肌肉痠痛的現象？這些症狀都顯示你心裡有著某種情緒。你可以從這裡下手，重新建立你的身體和心靈之間的連結。

但要辨識並描述自己的情緒有時並不容易。有些情緒很微妙，很難辨識或形容。如果你覺得沒有一個字眼可以精確地描繪你當下的感受，或者感覺自己的情緒很複雜（例如兼具焦慮、憤怒和悲傷），都沒有關係。

最重要的是：你要試著開始覺察自己的情緒。不要在意自己做得對不對，因為你的目標只是要給自己一個機會，讓你能和自己的內在體驗連結。

即使受到創傷，你仍有能力自我療癒

生活中接二連三地發生事故、受到長期或短期的壓力、在沒有準備的情況下陷入困境且求助無門，這些情況都會使我們的身體、心靈和神經系統受到創傷。

創傷經驗可能會對我們和自己的關係造成深遠的影響，並且改變我們和他人的關係，從而使我們更加痛苦。但即使遭受創傷，你還是有能力學習重新和自己的情緒連結。自我療癒乃是你與生俱來的能力。換句話說，無論你是否和自己的情緒完全脫節，隨著時間的推移，你都能夠學會相關的技巧，重建這樣的連結。只要適度練習，你就會逐漸有能力了解並表達自己的情緒，並且掙脫那些情緒的捆綁。如果你想取回你對自我生命的主導權，這點非常重要。

當你愈來愈能夠辨識自己的情緒並且與它們保持一段距離時，你將會發現自己身上出現了一個根本性的改變，變得更能疼惜自己，也更有能力覺察自己的情緒，並了解那些情緒如何影響你的身體、心智與行為。你將會發現你和他人的關係變得更加深刻，同時你的溝通技巧也提升了，從而使你得以與自己和他人建立深厚穩固、互相尊重的關係。

在進行「迷走神經重塑計畫」期間，你將會愈來愈有能力辨識自己的情緒，並接收到你的身體所發出的訊號。這將會為你打下穩固的基礎，讓你得以運用各種調節情緒的技巧來滿足你特有的需求。

在此同時，你也將會發現自己愈來愈能感受到各種正向的情緒，使你的生活充滿喜悅與歡笑。

如何照顧自己的基本需求

你是否曾經告訴自己：「我明天就開始運動。」可是到了第二天，你還是什麼運動也沒做？是的話，請舉手。

但你不必因此而感到慚愧。過去，我也曾經說過許多類似的話，但到頭來卻什麼也沒做！在當今這個世界裡，大家都很忙碌，因此我們雖然知道有些事情對我們有好處，但還是很難採取行動，到最後就將它們拋到九霄雲外了。

其實，我們之所以要工作、應付沒完沒了的帳單，並努力維持人際關係和身體健康，不外乎是想要滿足自己的需求。

美國心理學家亞伯拉罕．馬斯洛（Abraham Maslow）以一個簡單清楚的架構，說明了人們試圖要滿足的各種需求。他認為人類的需求可以分成以下幾個不同的層次：

- 生理需求
- 對安全穩定的需求
- 對愛與歸屬感的需求
- 對自尊的需求
- 對自我實現的需求

我們在滿足了一個需求之後，便會試著滿足更高層次的需求，直到最頂端的「自我實現的需求」被滿足為止。

稍後我們將會更詳細地討論這些需求。我之所以和你分享馬斯洛的這個需求架構，是希望你可以藉此辨識生活中有哪些面向是你需要更注意的，並開始試著滿足你的若干

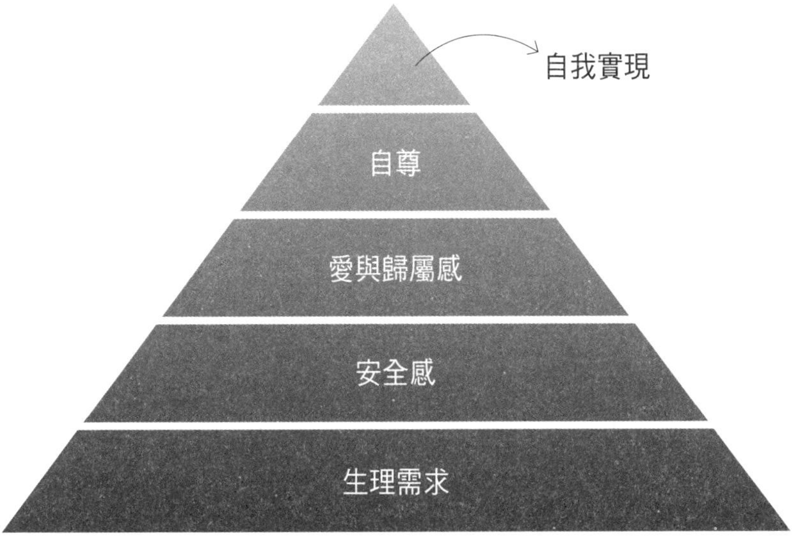

需求。

大多數人（說不定也包括你在內）天生都有一種自我實現的慾望，想要發揮自己最大的潛能，追求自己所熱愛的事物，並揮灑自己的創造力。這是一件好事。但在追求自我實現的過程中，我們往往不曾花些工夫先把基礎打好。

在療癒的道路上也是如此。我們都想要處理自己的創傷，釋放自己的情緒，讓我們的身心變得更健康，但如果沒有先讓自己的需求獲得滿足（這是療癒的基礎），這樣的努力往往會以失敗告終。

果真如此，你必然會感到挫敗與無助。這當然不是我們所樂見的情況。因此，你在進行這個階段的「迷走神經重塑計畫」時，必須先奠定一個堅實的基礎，使自己在各方面都處於穩定的狀態，以便讓你的生活能夠得到不可思議且意想不到的改善。

不過，要達到這個目標，你必須先設法滿足自己的基本需求，以便創造出一個空間，讓你得以療癒自己的創傷，並恢復從前的模樣。

現在，就讓我們依次深入探討人類的這些需求吧。

生理需求

這指的是身體的需求，例如口渴時需要喝水，肚子餓了就需要進食等等，同時也包括體內的各個系統保持穩定和平衡（如讓體溫維持在攝氏三十七度）的需求。

生理需求攸關我們的幸福與安康，因為其中包含了人體的基本功能，如進食與睡眠。你在飢餓難耐時，一定滿腦子都是食物，很難有心思顧及其他的東西。同樣的，如果你睡眠不足，第二天的心情想必不會好到哪裡去。

此外，我們還需要乾淨的、可供呼吸的空氣、足以蔽體或禦寒的衣物、安全牢固的棲身之所、能夠選擇是否要養兒育女的權利。

對安全感的需求

一旦生理需求被滿足了，人們就會想要擁有一個安全、安定的環境。稚齡的孩童需要一個安全、可預測的環境。當這個需求沒有得到滿足時，他們很可能就會心生恐懼或憂慮。

身為成年人，我們也很需要一個安全、可預測的環境。除此之外，我們還需要一個能使我們免於暴力與竊盜威脅的環境、穩定的情緒、幸福的感覺、健康照護（包括醫療保險）以及財務上的安全感。滿足了這些需求之後，我們才會感覺自己可以掌控生活中的重要面向。

對愛與歸屬感的需求

生理需求以及對安全感的需求得到滿足後，下一步就是滿足我們對歸屬感與人際關係的需求。人類是群居動物，因此我們需要感覺自己是群體的一分子，需要被愛，也需要愛人。

在孩童時期，我們會學習如何融入同儕團體並與家人和朋友建立關係。這樣的關係會讓我們有歸屬感。

成年後，我們必須到其他地方去結交新的朋友，或者繼續和從前的朋友交往。

研究人員一直在探討我們對愛與歸屬感的需求對我們的幸福感有何影響。結果他們發現：那些自覺孤獨、與他人沒有連結的人通常健康狀況不佳。相反的，擁有穩定的人際關係的人通常比較健康。

對自尊的需求

我們需要對自己有正面的看法（自尊心或自豪感）。這樣的需求對我們的情緒有很重要的影響。

自尊包括兩個要素。第一種是建立在自信心與個人的價值上。第二種則涉及他人對你的成就的認可。

當你對自尊的需求得到滿足時，你會感覺很有自信，並認為自己是一個有價值的人。但如果這些需求沒有得到滿足，你就很容易產生自卑的心理。

對自我實現的需求

所謂「自我實現」就是成為自己有能力成為的那種人，追求自我的心理成長、發展與成熟，並因為走上了自己真正該走的道路而感到充實。

這是一個過程，而非狀態。要充分實現自己的潛能，你必須了解自己的感受與情緒，並且有能力適當地表達這些感受與情緒。除此之外，你也必須能夠覺察自己與他人的長處與缺點。

「自我實現」的方式因人而異。對某一個人來說，可能是「幫助他人」，對另外一個人來說，或許是「達成自己在藝術或創意領域中的某個目標」。因此，我們可以說，「自我實現」的定義就是「感覺自己正在做自己認為該做的事」。

需求會不斷變動

正如本書中的三個階段並沒有一定的順序一般，你的需求也是如此。在波折起伏的人生中，你的需求會不斷變動。在某些時期，你可能會覺得你的生活非常安定，擁有愛你的人，並且正在追逐你的夢想。但在其他一些時期，你卻感覺自己的某些需求很難得到滿足。

當你滿足了一個需求，並不代表這個需求就會一直得到滿足。就像你不能靠著吃一頓飯來滿足你下半輩子對食物的需求一樣，你必須持續不斷地設法滿足自己的需求。

你讀到這裡時，心中可能會百感交集。看到金字塔上的一些需求，再想到自己目前的狀況，你可能會覺得不太舒服。但請記住：無論你目前處於什麼狀態，你都有可能為自己打造一個不同的未來。

下面我們將試著了解哪些需求對你來說是需要優先滿足的，然後你就可以設法滿足這些重要的基本需求，以便在療癒的道路上往前邁進一步。

請相信，我們每一個人都能夠找到方法滿足金字塔上的所有需求。

找出你要優先滿足的需求

稍後我將請你拿出一個筆記本、一張紙或一台筆記型電腦，並回答一些問題。請你務必花點時間逐一瀏覽這些問題，因為透過這個練習，你將會看出你有哪些需求尚未得到滿足。

請把你的答案寫在一個你可以回頭溫習的地方。請記住：你的需求是需要不斷被滿足的。因此，如果你覺得自己似乎碰到了困難或被卡住了，可以回頭看看這個表。你要一而再、再而三地重溫自己的需求。

準備好了嗎？

生理需求

食物

我有沒有足夠的食物可以滋養自己的身心？

有沒有任何管道能夠幫助我滿足這項需求？（有沒有家人或朋友可以助我一臂之力？或者有沒有食物銀行或社福單位等機構可以提供援助？）在下方列出：

我能不能以其他方式獲取營養，以滿足自己的需求？

水

我有沒有乾淨的飲用水可喝？

有沒有任何管道可以幫助我滿足這項需求？在下方列出：

我是否每天都有喝足夠的水以滿足自己身心的需要？

（大約每天八到十杯。）

睡眠

我的整體睡眠狀況如何？

有沒有任何管道或方法可以幫助我滿足這項需求？在下方列出：

（良好的睡眠習慣包括：規律的作息、建立睡眠儀式、減少夜間光源、睡前至少兩小時不要進食、關掉臥室的燈光、降低聲音的干擾（用耳塞）、確保自己置身於一個涼快的環境（最理想的睡眠溫度為十八度C）。）

我有沒有辦法盡量讓自己睡得飽一點，藉以維持自己的身心健康？

對安全感的需求

我置身於什麼樣的環境中？

我可以透過什麼樣的方法或管道來滿足這項需求？

我是否能夠採取什麼措施，讓自己在這個環境裡更有安全感？

對愛與歸屬感的需求

在我的生命中，是否有人能夠和我互相幫助、互相支持？

我能不能透過任何方法或管道來滿足這項需求？

我是否能夠設法改善自己的人際關係以增進自己的歸屬感？

對自尊的需求

我對自己有何感覺？

我是否感覺自己在他人眼中是有價值的？

我是否能透過任何方法或管道來滿足這項需求？

我是否能採取什麼行動來增強自己的自尊心？

安撫自己的「盛載練習」

小時候，我在聽到有人大聲喧鬧或吵架並因而感到害怕時，總會本能地用雙手抱頭並摀住耳朵。這樣做不僅可以降低那些可怕的噪音，對我也有極大的撫慰作用，以至於即使在那些噪音消失、我也不再感到恐懼之後，我仍然會維持這個姿勢很長一段時間。

當時我並不明白其中的原理，只知道我如果這樣做，就會感覺比較好過一些。

在狂暴的青少年歲月裡，每當我遇到令我傷心的事或面臨挑戰，因而整個人縮成一團時，也總會用雙手抱住自己的頭。

人們在各種不同的情況下都有可能會出現這種行為。比方說，有人在感到驚訝或意外時，就會用雙手摀住自己的臉頰，有人在傷心難過或生病時，會做出擁抱自己的姿勢。

你有沒有發現你偶爾會給自己一個擁抱？以我為例，每當我壓力很大或感到焦慮時，總會下意識地把左手放在右邊的肩膀上。

關於這個動作的意義，我從來不曾深入地思索，直到幾年前我聽說了所謂的「盛載[28]練習」（或稱「自我擁抱的練習」）時為止。

何謂「盛載練習」？

當我們有著很強烈的情緒、想到往日的創傷、感到焦慮或者受到很大的壓力時，可能會覺得自己快要不行了。我們的思緒變得一團混亂，各種念頭就像脫韁的野馬一般，完全不受我們的控制。

此時，你可能會感覺這些念頭、感受或情緒有如洪水般洶湧而來，開始要溢出我們的身體了。在這種情況下，我們就可以做「盛載練習」。

這個很簡單的自我擁抱技巧，可以幫助我們克制自己的情緒，使它不致潰堤，並讓我們得以透過肢體的動作，重拾我們對自己和自身情緒的控制感。

從某種意義上來說，你是透過這個動作在提醒自己：你的身體是有邊界的，而你當下的知覺、感受與情緒全都發生在這些邊界之內。你在擁抱自己時，會意識到這些邊界的存在，感受到自己的身體以及體內流動的能量。這個動作能夠讓你的神經系統平靜下來，因為你可以透過你對身體邊界的知覺與感受，意識到自己就在這裡，就在你的身體內。

值得注意的是，有些研究已經顯示：有幾種觸摸方式（例如「用手托住頭」這類深層觸碰）能夠提高心率變異度（請參見第四二頁）並活化腹側迷走神經（請參見第三八頁）。

那麼，當我們產生強烈的情緒時，該如何運用這些知識為自己創造安全感呢？

接下來我將和你分享五種不同的自我擁抱與盛載練習。你可以逐一嘗試，看看哪一種方法最能撫慰你的身心。此外，在做這些練習時，你不妨試著改變觸碰的部位，以便找出對你最有效的一個。有些人覺得用雙手抱住自己的後腦勺最具有撫慰情緒的作用。有些人則認為托住自己的額頭，效果比較好。

至於哪一種方法比較好，並沒有一定的標準，因此你不必在意對錯，只要找出最適合自己的方法就行了。因此，在進行這種練習時，你要注意傾聽你的身體，以便了解自己的反應。

盛載練習與自我擁抱練習

你可以把你的雙手放在以下任何一個部位，只要你感覺很自然就可以了。

在做這些練習時，你要讓自己完全沉浸在身體的感受中。你只要注意並覺察那些感受就可以了，不要花任何力氣去改變它們。在那些感受中時，你可以試著捕捉它們的形狀、顏色或能量，也可以光是注意它們，並加以命名。

你可以練習依序觸碰這些部位，也可以選擇其中一個部位來練習。你觸碰每一個部位的時間至少要長達六十秒，或者直到你意識到你的身體或心靈出現某種改變為止。

◆頭部兩側

把你的雙手放在頭部兩側，掌心向下。想像你正在為這個盛裝你的意念的容器（類似一個心靈儲物間）設定一道邊界。試著感受位於邊界之內的感覺，並覺察它們如何生滅。

◆額頭和後腦勺

把一隻手放在你的額頭上，另一隻手則放在後腦勺。試著覺察這兩個部位之間（那是你的所有念頭存放的地方）有什麼感受。

◆額頭與心臟

把一隻手放在你的額頭上，另一隻手則放在你的心臟上方。集中心思，試著覺察這兩個部位之間的感受。

◆心臟與腹部

把一隻手放在你的心臟上，另一隻手則放在腹部（無論是你的肚臍正上方、肚臍上面或下面的位置都可以）。你可以移動你的手，直到你找到一個最舒服的區域。試著覺察這兩個部位（你的心臟與腹部）之間的感受。

◆胸膛中央與後腦勺

找到你的胸廓的中線（左右兩側的肋骨往外分岔的地方）。把一隻手放在你的肚臍上方、胸廓中線下緣的位置，另一隻手則放在後腦勺的凹陷處，稍微蓋住你的頸部。試著覺察這兩個部位之間的感受。

從身體下手，建立自己的安全感

在我約莫十五歲時，我們全家去外面的餐館吃晚飯。我點了一盤星洲炒麵。那是我最喜歡的料理之一。

那盤炒麵非常美味，但接下來發生的事情卻很慘。如果你曾有過食物中毒的經驗，那你應該很熟悉那種感覺。吃完後，我突然意識到大事不妙，接下來的幾個小時我便不斷嘔吐，直到把胃裡僅剩的一丁點食物都吐光為止。

即便過了很久之後，我只要看到菜單上有「星洲炒麵」這幾個字，就會非常難受，幾乎就像上次中毒時那樣。我甚至還沒碰那道菜，我身上的每個細胞就開始告訴我：「絕對不要吃這玩意兒！」事實上，我光是想到這道料理，身體就會很不舒服。為什麼會這樣？

我們每一個人都有內建的生存機制。它會記得所有可能會對我們的健康與生命安全造成傷害或威脅的事物。一旦它認為某個東西具有威脅性，我們的身體就會盡其所能地確保同樣的情況不致再度上演。因此，我們大腦中的杏仁核會「一竿子打翻一船人」。只要我們面對一丁點類似的威脅，它都會讓我們的身體和大腦做出同樣強烈的反應。

以食物中毒的事件為例，你的身體和大腦最強烈、最直接的反應之一，就是讓你開始討厭所有類似的食物，以免你犯下同樣的錯誤。

所有的觸發物都會產生這樣的效果，包括我們在自己的生活和環境中所遇到的那些人。如果有一個你信賴的人傷害了你（比方說，你的父母親對你施暴），你的杏仁核就會以偏概全，讓你認為其他人也一樣危險。

這個現象遠不如食物中毒那般明顯，但只要我們回想一下，就會發現這種「以偏概全」的現象都源自我們從前的生活經驗。其後，當別人或你所置身的環境對你造成傷害或使你感到痛苦時，這樣的信念就會逐漸被強化。類似的經驗累積多了之後，我們的安全感可能就會逐漸崩解。原本讓我們感到安心的那些人和事也不再能給我們安全感，於是我們害怕的事物愈來愈多，到最後連我們自己的知覺、想法和感受都可能會讓我們感到不安，並誘發我們的反應。

為了重拾安全感，我們必須先對自己的身體有信心並且從中得到安全感。

有助建立身體安全感的肢體動作

◆小蜜蜂呼吸法

小蜜蜂呼吸法（Bhramari pranayama，或 Bee breathing）是一種呼吸練習，能有效地讓你的身心平靜下來。這種呼吸法的名字源自印度一種名叫 Bhramari 的黑蜜蜂。Pranayama 一字則源自梵文中的兩個字：prana（意思是「生命能量」）和 yama（即「控制」之意）。在練習這種呼吸法時，你會發現你吐氣時會像蜜蜂一般發出「嗡嗡嗡」的聲音。

你可以用這種呼吸法幫助自己平靜下來。在練習時，你要控制自己的入息和出息。吐氣時要放慢速度，藉此活化你的副交感神經系統。有多項研究顯示：緩慢、深沉的腹式呼吸也可降低心跳速度和血壓，並提高心率變異度（請參見第四二頁）。

在做這個練習時，你可以用你的聲音來活化你的迷走神經，因為這部分的神經和你的喉頭是相連的。

1. 採取一個舒服的坐姿，挺直背脊，面帶笑容。眼睛可以閉上，也可以看著前方幾呎之外的地面，並放鬆你的眼部肌肉。
2. 把你雙手的食指放在你的臉頰與耳朵之間的軟骨（耳屏，或稱耳珠）上。
3. 慢慢吸氣並數到四下。呼氣時，試著發出像蜜蜂一般的嗡嗡聲，同時輕輕用食指按住你外耳上的軟骨。
4. 為了達到最好的效果，請試著在發出嗡嗡聲時提高你的音調，直到你能感覺聲音在你的臉部、嘴唇和喉嚨間振動為止。
5. 自自然然地吐完氣後，把按住軟骨的手指鬆開，停個兩、三秒後再吸氣。
6. 以上動作持續做五到十次。
7. 做完後，繼續閉著眼睛或看著地上一分鐘。試著覺察體內的感受。

◆甩手

規律的動作是人類生活的一部分。我們的呼吸有規律，我們的身體有晝夜節律，我們走起路來有節奏，連我們在咀嚼食物時也有某種節奏。

打從在娘胎時起，我們就置身於有節奏（例如母親的心跳）的環境中。在嬰兒時期，規律的移動（例如搖籃）能安撫我們的情緒，鎮靜我們的神經系統，讓我們知道自己是安全的。

即便在成年後，規律的動作仍然能夠有效地讓我們平靜下來。這類動作能透過我們的前庭系統（平衡系統）、本體感覺[29]系統（對自身軀體的覺察）和觸覺系統產生作用，讓我們的大腦和身體平靜下來，並且彼此配合。

1. 立正站好，雙手垂在身體兩側，雙腳與肩同寬。
2. 左腳抵住地板，將身體的重心挪到右側，同時把左手搭在右臂上。
3. 過一會兒之後，擺動身體，將重心挪到左腳，同時將右手搭在左臂上。
4. 重複這個動作三到五分鐘。

調節神經系統的技巧

誠如我們在第三章中所言，一個調節良好的神經系統是能夠自動復原的。但我們要如何培養神經系統的復原力呢？

要培養調節神經系統的能力，首先你必須能夠深入覺察並了解自己如何自然而然地從神經系統的一個狀態切換到另一個。

你或許知道自己什麼時候進入了「戰或逃」的狀態，但你可能沒有注意到那些使你進入這種狀態的觸發物和生理現象。

繪製你的「神經系統地圖」這件事聽起來或許很複雜，但做起來其實很簡單，尤其是在你已經開始動手做「每日心情記錄表」和「憂慮記錄表」（請參見第一四五頁與一四六頁）的時候。如果你還沒開始做，也沒關係，你可以從現在開始！

繪製你的神經系統地圖可以讓你對自己的神經系統所處的狀態有全面性的了解，知道有哪些觸發物可能會使你進入「過度激發」或「低度激發」的狀態，並開始尋找和建立自己的安全提示（「微光」）。除此之外，繪製你的神經系統地圖也可以幫助你了解自己在每個狀態的感受。這將可以增進你的身體覺察能力，使你得以照顧到自己的需求。

如何繪製你的神經系統地圖

為了要繪製你的神經系統地圖，你要回想自己在每個狀態下的情況，並寫下幾句能夠幫助你辨識並覺察那種狀態的話語。

不過，在開始繪製這個地圖之前，請你先翻到前面的第三四至四一頁，溫習一下多重迷走神經理論所提到的三個神經系統狀態。它們包括：「戰或逃」的狀態、背側迷走神經系統狀態以及腹側迷走神經系統狀態。此外還有兩個術語也很重要。我們將在下面簡要地說明一下：

◆觸發物（triggers）

所謂「觸發物」指的是任何會讓你出現強烈的情緒反應或生理反應的事物。它可以是一個人、一個地方、一個東西，甚至或一個事件或一種情況。感官的刺激可以成為一個觸發物。比方說，當你聞到烘烤餅乾的香氣或看到某個紅頭髮的人時，便想起了你的前任，於是便產生了強烈的情緒反應。

◆微光（glimmers）

「微光」是由黛比・黛娜（Deb Dana，她是一位有執照的臨床社工、顧問、作家和講者，專門研究複雜性創傷）所創造的一個術語。它指的是那些能夠為我們帶來喜悅、寧靜、安詳的事物。「微光」可以提示我們的神經系統，讓它保持在平靜、放鬆的狀態。任何事物都可以成為你的微光，例如：一個陌生人的微笑、天空一輪明亮的滿月或一首你最喜歡的歌曲。這些小確幸可以讓你的神經系統重新獲得安全感。

你的「神經系統地圖」的內容，便是由三個不同的神經系統狀態以及你的「觸發物」和「微光」所構成的。現在我們可以開始繪製了。你準備好了嗎？

請你盡量回答以下的問題。無論你寫到哪裡，當你覺得自己答不出來，或者情緒太過激動時，可以先休息一下，等到你覺得自己比較有能力作答的時候再回來。

我的神經系統地圖

我的觸發物是：

請列出所有會讓你失去安全感、無法平靜、安穩的事物。

1. **範例：**當某個人明明會遲到卻沒有告訴我的時候。
2. ______

3. ______

4. ______

5. ______

6. ______

7. ______

8. ______

9. ______

10. ______

我的微光是：

列出所有會讓你的臉上情不自禁露出微笑的事物。有哪些事情會讓你感到溫暖？有哪些事情會讓你覺得自己和別人有連結？

1. **範例：**當我看到一個陌生人做了一件好事的時候。

2. ______

3.

4.

5.

6.

7.

8.

9.

10.

當我處於「戰或逃」的狀態時，我感覺：

請列出你在處於高度激發的狀態時，會有的知覺、感受、情緒、想法或行為。

1. **範例：**我感覺內心有一股混亂的能量在湧動。

2.

3.

4.

5.

6.

7.

8.

9.

10.

當我處於背側迷走神經被活化（關閉）的狀態時，我感覺：

請列出你在處於低度激發的狀態時會有的知覺、感受、情緒、想法或行為。

1. **範例：**我感覺身體很沉重，彷彿動彈不得。

2.

3.

4.

5.

6.

7.

8.

9.

10.

當我處於腹側迷走神經（副交感神經）被活化的狀態時，我感覺：

請列出你在處於腹側迷走神經被活化的狀態時會有的知覺、感受、情緒、想法或行為。

1. **範例：**我感覺自己能活在當下，專注但並不執著。

2.

3.

4.

5.

6. ______

7. ______

8. ______

9. ______

10. ______

太棒了！你已經繪製了你的神經系統地圖。這代表你不僅已經積極提升了你的自我覺察力和你的身體感知能力，也朝著調節你的神經系統的目標踏出了第一步！

接下來我們就要打造一套調節方法，以供你在各種不同的神經系統狀態下使用。我的意思是：在「戰或逃」狀態下有效的方法不見得適用於背側迷走神經被活化（「關閉」）的狀態。

當你繪製了你的神經系統地圖，你便能夠根據你的需求來處理你所處的各種狀態。下面我們將逐一檢視三種適用於高度激發狀態（「戰或逃」）的方法，以及三種適用於低度激發狀態（背側迷走神經被活化的狀態）的方法。

不過，我希望你能保持一種開放的心態。你在這個階段已經學到了許多有助創造安全感的方法（例如「盛載練習」），而且你可能會發現當你處於「戰或逃」的狀態時，盛載練習對你非常有效。希望你能相信自己的直覺。如果你感覺盛載練習對你最有效，就可以用它來調節你的高度激發狀態。

你要把自己當成一個瘋狂的科學家，不斷地嘗試各種新方法，並且盡可能地做實驗。如果某個方法對你無效，也沒有關係。這並不代表你有什麼問題，只是那個方法當下並不適合你而已。你只要繼續嘗試其他方法就可以了。

聽來不錯吧？

調節高度激發狀態的方法

- **本體感覺刺激法**（proprioceptive sensory input）：所謂「本體感覺」指的是我們的身體在做動作時可以感知自己在空間中的位置的能力（就像壓力感受器那樣）。我們可以透過負重運動（伏地挺身、爬行）、阻力活動（推、拉）、舉重、心血管運動（跑步、跳高）、口腔運動（咀嚼）和深層觸壓（擁抱）來刺激我們的本體感覺。請記住：無論你從事的是以上哪一項活動，都不僅對你的身體有益，對你的神經系統也有好處。

- **暴露在寒冷的環境中**：讓自己暴露在寒冷的環境中可以降低壓力荷爾蒙，抑制杏仁核被活化的程度。科學研究已經證實，這樣做能夠改善憂鬱、焦慮和其他情緒方面的問題，並調節神經系統。在許多案例中，這種做法也可以加速新陳代謝，提升免疫反應。你可以試著沖個冷水澡、把臉泡在冷水中，或把一個用薄布包住的冰袋放在自己的胸膛或臉頰上。
- **唱歌**：迷走神經和你的聲帶以及喉部背後的肌肉是有連結的。這意味著：唱歌、念誦、哼個小曲或漱口都能夠讓你進入休息和消化的模式。無論是在洗澡時唱歌或加入合唱團，都能活化你的迷走神經，並且對你的心靈產生正面的影響。

調節低度激發狀態的方法

- **接觸自然光**：太陽光中的鮮豔色彩能夠鎮靜你的神經，也可以讓你的身體分泌褪黑激素，並降低你體內的皮質醇濃度，從而發揮調節你的晝夜節律的效果。當我們晒太陽時，體內的神經傳導物質（如血清素）就會增加，從而提升身體健康與幸福感。在有陽光的日子裡，你可以每天出門晒幾次太陽，每次晒個五到十分鐘。如果是陰天，則每次大概晒個二十到三十分鐘。
- **聆聽讓人放鬆的音樂**：音樂有助放鬆心靈，進而幫助活化副交感神經系統。聆聽速度較慢的音樂可以降低血壓、心跳與呼吸速率。有些音樂頻率對我們的身心比較有益。若干研究顯示：相較於音調較高的音樂（例如四四〇赫茲的音樂），頻率為四三二赫茲（這個頻率比大多數現代樂器所發出的四四〇赫茲音樂低了大約一百個「每秒週數」）的音樂更能使聽者平靜下來。

- **沖個熱水澡或泡個熱水浴**：有些研究顯示，泡熱水澡能夠降低交感神經的活躍程度，讓身體平靜下來。在水裡添加一些瀉鹽，則可提高鎂的濃度，同樣有助放鬆。如果要享受更愉悅的泡澡經驗，可以在洗澡水裡加幾滴精油，同時播放一些令人放鬆的音樂。這樣你就有了一次可以撫慰身心的五感體驗。

將這些方法融入你的日常生活

在這個階段，我們介紹了許多步驟、工具和方法，可以讓你的身體成為你的一個安全的空間和靠山。這些方法可以幫助你打好基礎，使你得以安定自己的身心，以便進入「迷走神經重塑計畫」的第二階段，繼續探索自己的體驗、感覺、想法與情緒。

一棟新房子的混凝土地基需要一段時間才能成形並發揮它的作用，你所學到的這些新方法也是一樣。為了讓這些方法為你的生活帶來真正的、巨大的改變，你必須將它們融入日常生活。

這是療癒的道路上最重要的一步，但由於我們往往都急著趕進度，因此經常會忽略這一步。為了將這些方法融入日常生活中，我們要做到兩點：第一，不斷重複；第二，持之以恆。

你不需要每天練習所有的方法。這是不切實際的，因為這樣會讓你無法負荷，而且也太花時間，所以這種做法並不值得鼓勵。相反的，我建議你擬定一個實際可行的計畫，把你最有感的那些方法融入你的日常生活中。

為了幫助你擬定計畫，我把這些方法分成三類，包括每天要做的練習、做一次就好的練習，以及有需要時才做的練習：

每天要做的練習

- 每日心情記錄表（晚上）
- 盛載練習（選擇一個，每天做）
- 肢體動作（選擇小蜜蜂呼吸法或甩手，每天做）

- 神經系統狀態調節法（選一個）
  - ✧本體感覺刺激法
  - ✧暴露在寒冷的環境中
  - ✧唱歌
  - ✧接觸自然光
  - ✧聆聽讓人放鬆的音樂
  - ✧沖個熱水澡或泡個熱水浴

做一次就好的練習（但偶爾要回頭做一下）

- 記錄你的基本需求（看看你有哪些需求尚待滿足）
- 繪製你的神經系統地圖（列出你的微光清單並放在隨手可得的地方）

有需要或想做時再做的練習

- 撰寫憂慮記錄表
- 辨識並接納自己的情緒
- 調節高度激發狀態的方法（選一個）

✧本體感覺刺激法
✧暴露在寒冷的環境中
✧唱歌
• 調節低度激發狀態的方法（選一個）
✧接觸自然光
✧聆聽讓人放鬆的音樂
✧沖個熱水澡或泡個熱水浴

以上所列只是要示範該如何把這些方法融入日常生活而不致讓自己無法負荷。你不妨自己擬定一套計畫。這意味著：你必須檢視自己的生活習慣和例行工作，並找出最適合做這些練習的時間。

另外一點也很重要：你必須持續做這些練習，即使在進入第二階段後也是一樣。這些練習是第二階段的基礎，因此你必須持續做下去。

第七章

第二階段：找回你的身體

我們的身體各處都有智性……我們的內在智性遠勝任何一種我們汲汲尋求的外在智性。

——迪帕克．喬普拉（Deepak Chopra）

你辦到了！現在你已經進入了第二階段！在第一階段中，你已經為自己奠定了一個穩固的基礎，讓你可以邁開大步向前行。

我真是為你感到驕傲。你也應當以此自豪。現在，請花一點時間為自己慶祝一下。要走到這一步並不容易，但你已經辦到了。你不僅開始關照自己的神經系統，也給了自己一套終生可用的工具與方法。這些工具與方法絕對會改變你的生活方式。

在邁出下一步前，請想一想：你有什麼感覺？聆聽自己的身體的感覺如何？你在做第一階段的練習時有沒有注意到自己發生了什麼變化？我之所以會問你這些問題，是因為第一階段不僅是「迷走神經重塑計畫」的一小部分，也是你為了找回自己所採取的一個行動。你需要有勇氣和自尊才能依照自己的步調和時間表完成這個階段。

我知道你可能會很想盡快完成每個階段，以便進展到下一個階段，但這個計畫中的所有步驟都不是線性的。這意味著，你可以一而再、再而三地回頭去做你之前做過的那些練習，讓自己一次比一次更熟悉那些方法，並將它們完全融入你的日常生活中。

如果你此刻還有任何猶豫、抗拒的心理，或者感覺不很踏實，也沒關係。希望你能回到第一階段，讓你自己有更多的時間和空間，把那些能提升你的安全感的方法深深烙印在你心中。

如果你對自己已經很有信心，也有足夠的安全感，那麼你就已經做好了進入第二階段的準備，要開始培養自己對身體的覺察力，並釋放過往的創傷了。

第二階段的目的是要深化你和你的身體各部位以及你的心靈之間的連結，並進入你內心那些隱密而幽暗的角落，撣去那裡的灰塵，掃掉那裡的蜘蛛網，讓那些地方重見天日。

你將找回你的身體以及你的知覺與感受，並開始透過肢體動作、觸摸和聲音，掙脫那些源自過往的束縛與桎梏。

讓我們一起把你的各個部分整合起來，讓你的情緒引領著你釋放傷痛，建立連結。

你在這個階段所學到的技巧將會跟著你一輩子，讓你在產生強烈、沉重的情緒時能有喘息的餘裕與處理的空間。這些方法也能強化你的神經系統，並提升你的復原力，讓你能夠輕鬆自如地度過人生中的風風雨雨。

第二階段的成長目標

- ✧信任自己，建立強固的身心連結
- ✧了解何謂身體覺察力
- ✧透過帶著覺知的肢體動作和自己的身體重新連結
- ✧透過修復瑜珈和自己的身體重新連結
- ✧透過平衡練習和自己的身體重新連結
- ✧透過正念覺察和自己的身體重新連結
- ✧透過釋放身體壓力的動作和自己的身體重新連結

信任自己，建立強固的身心連結

誠如第四章中所言，自信是一切的基礎。它支撐著你的生命的每一個面向，同時使你得以和自己建立強固的連結，並將此一連結延伸到外面的世界。

自信是一個重要的技能，需要刻意培養，但要培養自信可能需要花上一些時間，而且這是一段沒有盡頭的旅程：當我們不斷探索自我以及自己過去的經驗時，必然會找到新的方法更進一步提升我們的自信心。**我們的目標並不是追求完美，而是持續進步**。

如果你對自己有信心，就會相信自己有能力度過人生中的任何一個關卡，也能夠把握機會，做出決定，並遵從自己的內心行事。此外你也會願意誠實地面對自己，哪怕這樣做並不容易，甚至非常痛苦。自信是這項計畫的基礎，但要建立自信並不容易，需要練習、努力與耐心。

反過來說，如果你對自己沒有信心，就會覺得所有的事情都很困難，結果它們**的確**就變得很困難了！如果你沒有足夠的自信，不認為所有的事情最終都能夠解決；如果你沒有足夠的安全感，不相信無論發生了什麼事，一切都會好轉；如果你對自己的能力與判斷力沒有信心……那麼，你如何能夠期望**別人**對你有信心呢？

這就是為什麼自信是如此重要。當我們有了自信，就有信心和別人建立情緒上的連結。當我們對自己的心智有了足夠的了解，並且對真實的自我感到滿意時，就能夠比較安然地做自己。

這種安全感會讓我們更願意對別人敞開內心，從而使他們更容易愛上我們。

要建立自信，我們必須自我覺察、自我反思和自我疼惜，也需要認清並接納自己的優缺點，並從過往的經驗中學習。

冒險和犯錯是我們的學習歷程的一部分。透過冒險和犯錯，我們才能變得愈來愈有自信，也愈來愈有韌性。事實上，你透過本書認識你的神經系統這件事本身也算是一種冒險，因為你正在做一件你從沒做過的事情，而嘗試新事物有可能會讓人感到害怕。

當我們更認識自己，更了解自己與他人的關係時，就會對自己愈來愈有信心。當我們知道哪些事物會讓我們感到快樂、悲傷、憤怒或恐懼時，我們就更能夠照顧自己，並做出可以增進我們長遠福祉的良好選擇。

我們之所以對自己沒有信心，主要是受到三個因素的影響：自我懷疑、羞恥感與完美主義。如果我們無法擺脫這些感覺，就很難對自己有信心，也無法相信自己的能力。

我們會以為自己比不上別人，也不配得到我們想要的東西，並且覺得自己不夠好、不夠聰明或不夠漂亮。於是，我們便無法相信自己的直覺，或根據自己的直覺行事。

如果我們懷疑自己的能力，就很難採取行動或嘗試新的事物，並且可能還沒做出任何嘗試就以失敗者自居。在自我懷疑心態的作祟之下，你可能會取消你原本要和朋友一起進行的計畫，因為你擔心他們會看穿你的假面，發現你是個騙子。

同樣的，羞恥感也會削弱我們的力量。所謂「羞恥感」，就是感覺自己在他人眼中不夠好，或擔心自己的缺點會讓他們不舒服。當我們心中懷有羞恥感時，我們就會認為自己是有缺陷的、毫無價值而且不值得別人愛的。我們會相信：當別人認清我們的真面目時，就不會願意和我們在一起了。

所謂「完美主義」，就是為自己設定高不可攀的標準，並且在無法達到那些標準時懲罰自己。這是一種形式的自我破壞（self-sabtage）。當你有了完美主義的心態時，可能會很難擺脫它的影響。你會很容易拿自己和他人比較，感覺自己總是比不上別人，並因此逐漸對自己和自己的能力失去信心。

我們偶爾都會有自我懷疑、為自己感到羞愧，或要求自己必須十全十美的時候，這很正常。但是，如果你一遇到困難就這樣，那就表示你對自己沒有充分的信心，也不相信你的身體以及你與生俱來的智慧。

要找回自己，必須先從感受下手：**感受**你的身體，**感受**你之前心中過不去的那些情緒，**感受**這一切就是我，就是我的身體，我的家。但要與這樣的感受重新連結，你必須對自己有相當程度的信心。

「信心」的定義就是對某人或某件事物的可靠性、真實性或能力有堅定的信念。

如果你已經很久沒有感受過自己的身體，那你可能無法相信你的身體所產生的知覺或感受。

如果你不曾感受過某些情緒，或者一直費力地壓抑某些情緒，你將不會相信自己真的有能力感受到那些情緒。

為了找回我們原本的那個自己，並充分發揮自身的潛能，我們必須重新建立對自己的信心，相信自己有能力處理所有的情緒與感受，同時也要開始恢復對他人的信任。

一般來說，我們只會信賴自己所熟悉的東西。當我們熟悉某個人或某件事物時，通常會感到比較安心、篤定。基本上，我們只有在感覺自己沒有危險的時候，才會相信別人。

如果我們從自己的身體下手，注意它的感受以及它被各種感官刺激或事件所激發出的情緒，並留心我們的腦海中那些無聲的對白，就能逐漸打破羞恥感所造成的障礙。

當我們開始與自己的身體連結，並逐漸意識到它反映出了我們內心的種種情緒時，就能夠開始療癒往日的創傷，並培養出強大的自信。

當你開始相信自己時，就能夠相信他人，也有能力和他們建立互敬互重的關係。

身為人類，我們已經演化出了喜歡社交的特性，會想和他人以及周遭的一切建立關係，並且設法強化這些關係。這是一股很強大的驅力，對你和你周遭的人都有益處。當你對自己有信心時，你就比較能夠信任別人，面對外面的世界時也會比較有安全感。

你如果要找回自我，重拾力量和自我價值感，就必須先建立自信。你如果學會信任自己，就能夠開始創造一個真實的、忠於自我的人生。

何謂身體覺察力？

當你聽到我們應該「覺察自己的身體」時，可能會覺得有點奇怪：我知道我有一個身體，難道這樣還不夠嗎？

我一直沒聽說過「身體覺察力」（body awareness）這個名詞，直到幾年前。當時我為一個特別惱人的焦慮症狀所苦：起先我的雙手就像被針扎到一樣，又刺又麻，接著這種感覺蔓延到我的手臂、腿部和臉部，讓我非常難受，甚至到了皮膚一碰到床單就會痛的地步。除此之外，我的動作也變得很笨拙，連削蘋果都會不小心切到手指，而且還不知自己受傷了，直到看到血流出來為止。

這種感覺快把我逼瘋了。我看了一個又一個醫生，做了無數次血液檢查，但卻被告知：「你沒什麼問題呀！」這讓我既憤怒又無奈，幾乎快要崩潰。我明明感覺自己已經快死了，怎麼可能「沒有問題」呢？

這種刺刺麻麻的感覺一再出現。後來我終於看出了一個模式：每當我很焦慮或壓力很大的時候，我的手指就會開始刺痛，然後一直傳到我的體內。所以，它和壓力有關，而我之前並沒注意到。

後來，我開始做實驗：每當我的雙手開始感到刺痛時，我就會坐下來，把手掌用力合十，一遍又一遍地告訴自己：「這是我的手指。」我發現這樣做似乎對我有點幫助。

在這種不舒服的感覺持續了許多年之後，我終於發現了呼吸法。這時我才恍然大悟：原來，自從我十歲時發生雲霄飛車意外後，我的呼吸方式一直不太正確。我經常會過度換氣，然後又屏住呼吸，而且還用嘴巴呼吸。這種方式對我的身體產生了很大的危害。它讓我的血液（尤其是四肢的血液）中的氧氣和二氧化碳處於失衡的狀態，所以我才會有那種刺刺麻麻的感覺。

這種呼吸模式持續了許多年，但我從中學到了要如何覺察自己的身體，以及身體覺察力的重要性。

當我們有能力覺察自己的身體時，就能感受到自己的身體所在的位置、它如何移動，以及哪些情況（例如疼痛）影響了它運作的方式。當我們在從事某些活動（如開車或運動）時，這樣的能力是不可或缺的。

當我們有能力覺察自己的身體時，就會明白自己該如何與其他人或物體互動。舉例來說，當我們伸手去拿放在架子高處的某個東西時，憑著本能就知道應該把手伸多長。

當我們有能力覺察自己的身體時，就能夠注意到身體的感受與動作（例如我們的呼吸模式），並因而得以「修正路線」。舉例來說，當我意識到自己的呼吸方式不正確時，就決心每天都要時時刻刻注意自己的呼吸，並且改變呼吸的模式。當我意識到自己又開始有那種麻麻刺刺的感覺時，就可以透過呼吸加以改變。

我們在覺察自己的身體時主要是運用兩種系統。首先是本體感覺系統，包括肌肉與肌腱，它讓我們得以知道我們的手腳移動時所在的位置。其次則是內耳的前庭系統，它可以幫助我們保持平衡。

前庭系統是內耳的一部分，負責掌管我們的平衡、姿態和頭部的穩定性。如果你感到頭暈目眩或失去平衡，很可能是因為你的前庭系統出了問題。

此外，身體覺察也包括了解身體的需求（例如意識到自己餓了或渴了）以及自己的其他需求，例如需要與人連結、需要獨處、需要做些運動或活動一下身子等等。

創傷、焦慮和壓力可能會降低我們的身體覺察能力，因為當我們與自己的身體合一，或接收到我們的身體所傳送的訊息時，可能會感到害怕並做出一些令我們難以承受的反應。

人類往往會封鎖自己內心那些不堪觸碰的部分，包括我們和自己的身體之間的連結。久而久之，我們便會和自己的身體失去連結，並因而無法照顧自己、善待自己。同時，為了逃避某些感受，我們便會開始表現出一些行為。

如果我們要找回自己，就要重新和我們的身體（包括我們的知覺、感受，以及身體所發出的訊息）建立深刻的連結。

如果我們能培養自己的身體覺察力，就能夠信心滿滿地掌管我們的身體，並且對自己有更深入的了解。同時，我們也會開始信任自己的身體，讓它帶領我們。當我們能夠聽到自己的身體所發出的訊息並解讀它們的意義時，我們的直覺就會變得愈來愈敏銳。

增強身體覺察力有何好處？

如果我們能辨識自己的感受並了解我們為何會有那些感受，就能夠調節自己的情緒並管控我們的生活。

如果我們知道自己的身體和心靈究竟發生了什麼事，便能夠選擇以不同於平常的方式來回應，不再受制於慣性（例如在面對廣大群眾發言時，因為流汗或心跳加快而不知所措）。也就是說，我們能注意到這些感受，但不致被它們牽著鼻子走。

如果我們能夠覺察自己體內的感受，就能夠洞悉我們內在所發生的事，並且得以照顧自己。

我們的體內有感覺神經元。這些神經元（感覺接受器）會對各種刺激（如心率或呼吸的變化、細胞和組織受到的損傷、關節部位的動作以及肌肉的收縮）做出反應，並將相關的訊息送到我們的大腦去處理。舉例來說，如果我請你把注意力放在你的第二和第三根腳趾的感覺上，你做得到嗎？如果你移動這兩根腳趾，會不會有幫助呢？

增強自己的身體覺察力，就可以重拾對身體的主控權。要知道，我們天生就有傾聽、理解並照顧自己的情緒與感受的能力。如果你具備了這種能力，你在面對外在環境時就會更有自信。

增強身體覺察力可以帶來許多好處，包括：

◆強化身心連結

如果你能增強自己的身體覺察力，你的身體和心靈之間的連結（請參見第九八頁）

就會變得更加緊密。當你感受到身體的存在時，你就更有能力指揮它去做你想做的事，並且樂在其中。

◆ **減輕疼痛**

研究顯示，以正念覺察自己的身體可以減輕疼痛。

壓抑身體的感受則可能使人：

- 自尊心降低
- 減少與他人的肢體接觸
- 出現憂鬱症狀

有疼痛或慢性疼痛的人在使用身心療法之後往往變得更能同情他人，也更能與自己的身體連結，從而更願意接納自己。同時，他們不僅疼痛感減輕了，也變得更有活力。

◆ **辨識並照顧自己的需求**

如果你能增強自己的身體覺察力，便得以聽見身體傳送給你的訊息（例如口渴、飢餓、痛苦或憂傷），使你更了解自己當下的需求，並據此採取行動，做出回應。

當你了解身體所傳達的訊息時，你就更有能力滿足自己的需求，從而使自己變得更加健康快樂。

◆增進心理與情緒健康

當我們從自己的本體感覺系統與前庭系統所接收到的訊息並不正確（例如當我們明明處於靜止的狀態，身體卻感覺自己正在移動，或者我們明明正在移動，身體卻感覺自己靜止不動）時，我們可能會感受到極大的壓力，身體和精神都會處於警戒狀態。

當我們和自己的內在與外在環境非常協調時，則會比較有安全感。研究顯示，高度的身體覺察力對我們的健康有著種種好處，包括：

- 減輕焦慮與憂鬱症狀
- 減少眩暈的次數

總的來說，如果你能增進自己的身體覺察力，你便得以了解自己的身體、心靈與神經系統所處的狀態，從而對自己的身心更有信心，相信自己能夠以平靜而帶著覺知的方式應付所有的挑戰、變化、困難與壓力。

同時，你也將得以更有效地傳達自己的需求，使你得以和周遭的人建立更深刻的連結。

最後，提高身體覺察力的另一個好處是：你可以減輕自己的身體知覺帶來的恐懼。有些人在發現自己心跳加速時會感到害怕。有些人則在感覺自己噁心想吐時會有些恐懼。如果你能提高自己的身體覺察力，就可以拋開你過去對這些感覺的想法，開始以更具建設性且對自己更有助益的方式來看待並解讀它們。

那麼，你準備要和自己的身體重新連結了嗎？現在，就讓我們開始吧！

用帶著覺知的肢體動作和自己的身體重新連結

如果你想改變自己身體內部的狀況並增進身體覺察力，最有效的方式之一便是做一些帶著覺知的肢體動作。**和緩的肢體動作可以刺激感覺系統。這是肢體動作之所以有助**

療癒創傷的原因之一。

當你帶著覺知從事一些能夠溫和地改變你的生理機能的徐緩動作時，你便有足夠的時間與餘裕來處理自己的知覺與情緒，從而增進自己的身體覺察力。太過激烈或快速的動作可能會對我們造成太大的壓力，使我們無法負荷，並因而很難覺察自己身體內部的感受。

如何訓練自己注意身體的各種知覺（例如伸展、壓迫、不適和移動），並且把全副心思放在自己當下的動作或姿勢上，是一種藝術。

你有多久沒有把整個心思放在一件事情上面了呢？

要提升身體覺察力，你真正要做的事情就是：**積極地聆聽自己的身體所發出的訊息，不帶任何目的**。

假設你喜歡的某個人就在你面前，正和你分享一件令他們感到興奮的事物，而你卻戴著耳機聆聽某個播客節目，那麼你如何聽得到對方所說的話呢？

同樣的，如果你在做某種運動時，腦海裡卻想著今天晚上要做什麼菜，或擔心自己的動作是否正確，那麼你就聽不到你的身體所發出的訊息了。

下面我們將介紹三個肢體動作。你可以試著做做看。你可能會對其中某一個特別有感，但對其他幾個則毫無感覺，這都無妨。

剛開始時，你不妨選擇其中一、兩個做做看。只要是你覺得有趣而且適合你的，都可以。

如果你喜歡某一個動作，就繼續做下去，每週做個兩、三次。如果你做的時候沒有什麼感覺，就試著做另外一個。要相信你的內在給你的指引。

如果你在做某個動作時感覺不舒服，可以問問自己是否有能力解決這個問題，還是應該先停止，等到以後你的身心狀態比較舒服的時候再做。

在嘗試新的動作時，請你順其自然，慢慢地來，不要趕。你唯一的目標是透過這個動作和你的內在連結。

希望你在做以下這些動作時，能回想這幾個提示：

- 此刻你有什麼感覺？
- 請試著描述這些感覺。

- 你覺得自己的身體處於什麼狀態？是緊繃、放鬆、混亂還是平靜？你是否有刺刺、麻麻、寒冷或溫暖的感覺？你的肌肉摸起來是軟的還是硬的？

請你盡可能用鮮活的語言文字描述這些感覺。

如果你沒有任何感覺，那也無妨。你可能處於麻木狀態，但麻木也是一種感覺，而且是一個很好的起點。

溫和的動作可以幫助你釋放情緒，發洩被壓抑的能量。這類動作包括：自在地跳舞、盡情搖擺，以及一些能夠安撫你、讓你放鬆的動作。

在做動作時，要把心思放在自己的身體感受上，注意它們如何隨著你的呼吸而改變。試著把速度放慢，讓自己有時間感受到每一個動作以及它所帶來的感覺。

搖擺

1. 站好，雙手放在身體兩側，雙腿打開，採取舒服的站姿，膝蓋微彎。把身體的重心移到一隻腳上，並感覺它越過了身體的中線。

2. 試著覺察這個緩慢移動的過程，然後讓身體以極其緩慢的速度回正，處於完全平衡的狀態。之後，再繼續慢慢地把身體的重心移到另外一隻腳上。
3. 把注意力轉移到你的呼吸上，並隨著動作的節奏用鼻子緩緩地吸氣、吐氣。

晃動

晃動這個動作有助活化我們體內負責平衡感與空間定向的前庭系統。我們的身體會適應不斷變化的角度，並逐漸達到平衡感。

前庭系統負責處理從內耳傳來的感官資訊，並將它們傳送給大腦。孩童的前庭系統發展得很快，所以我們要經常抱著小孩搖晃，因為這樣能夠有效地刺激前庭系統。

無論是在嬰兒時期被搖著搖著便進入了夢鄉，或夏天時騎著木馬開心地前後搖晃，這樣的經驗都影響了我們的發展。但長大後，我們就很難有機會用到自己的前庭系統，不過這個需求並未消失。

要刺激你的前庭系統，你可以坐在搖椅上搖動，或者站著輕輕地晃動身體。

旋轉

1. 站在平穩的地面上，雙腳打開，與肩同寬。
2. 上半身往左側旋轉，雙手放在身體兩側，隨著身體旋轉時的動能自然而然（不要刻意）地擺動。
3. 當身體已經轉到極限時，再朝著相反的方向旋轉，雙手也跟著自然擺動。
4. 當你不斷左右來回旋轉時，你的雙手會開始輕輕碰到你的身體。
5. 持續旋轉三到五分鐘，並試著覺察自己全身的感覺。

以修復瑜珈和自己的身體重新連結

修復瑜珈是一種治療型的瑜珈，強調的是溫和、緩慢且帶著覺知的動作，並且把注意力放在呼吸上，以創造一個療癒的空間。修復瑜珈對活化副交感神經系統和迷走神經、恢復身心的平衡特別有幫助。

在做修復瑜珈時，每一個姿勢或體位都要維持得比較久，以便讓你的身體放鬆並慢慢適應。此外，在做這種瑜珈時，通常都會搭配深呼吸的練習，藉以活化放鬆反應。深呼吸可以刺激迷走神經，而我們在第一章中曾經提過，這條從大腦延伸到腹部的神經在被活化後，會讓人進入放鬆的狀態。

在練習下面這兩個瑜珈姿勢時，最好使用瑜珈墊。如果你沒有瑜珈墊，可以把一條大毛巾鋪在地板上。

嬰兒式

這個姿勢有助釋放我們體內的壓力，舒緩疲倦與緊繃的肌肉，並溫和地伸展我們的脊椎兩側與臀部的肌肉、臀大肌、膕繩肌（大腿後側）以及腿部和肩膀的肌肉。

你可以使用一個枕頭或一條毯子來減輕頸部或背部的不適感，並讓你的頭部與脊椎呈一直線。

1. 跪在墊子上，雙膝打開，與臀部同寬，屁股坐在腳後跟上，將兩隻大腳趾併攏，讓它們可以碰到彼此。
2. 你可以在膝窩處放個墊子或一條摺起來的毯子，讓自己更舒服一些。

3. 一邊呼氣，一邊彎腰，直到你的上半身位於你的大腿中間為止，然後把頭垂到墊子上。
4. 將雙手貼在墊子上，手心朝下，然後雙手前伸，高舉過頭。如果這種姿勢讓你感到不舒服，也可以把你的雙手放在雙腿旁，掌心向上。
5. 你可以在頭部和手臂下面放一個枕頭或一條摺起來的毯子，讓自己舒服些。
6. 用鼻子吸氣，同時讓腹部隆起，然後用鼻子或嘴巴緩緩吐氣，並保持這個姿勢五分鐘。
7. 輕輕地將雙手移到肩膀下面，然後抬起上半身，回復坐姿。

攤屍式

在做攤屍式時，不要讓你的心靈完全放鬆，而是要在放鬆的狀態下保持覺知，這樣你才能更覺察到自己的身心長久以來是處於多麼緊繃的狀態。

做攤屍式時，要逐步放鬆你身上各個部位的肌肉。這個動作如果定期地做，有助釋放壓力並增進身心的幸福感。

1. 把一條毯子摺起來，放在墊子的上端，再把一、兩條摺好的毯子疊放在墊子的下端附近。
2. 在上下兩端的毯子中間找一個位置坐下來，膝蓋彎曲，背脊挺直。
3. 伸展雙腿，讓你的膝窩完全靠在墊子下端的毯子上。
4. 輕輕地把你的上身往後滑到墊子上，並且把頭枕在墊子上端的毯子上。
5. 雙手自然攤在身體兩側，和你的身體保持一段距離。
6. 從頭頂開始，依序讓你的頭頂、前額和眼睛放鬆。
7. 逐一放鬆你身上的每個部位，直到你的腳趾。
8. 保持這個姿勢至少十分鐘。注意自己的呼吸：用鼻子呼吸，同時讓腹部向上隆起，再用鼻子或嘴巴吐氣，並同時放鬆你的腹部，使它回到原位。

以平衡練習和自己的身體重新連結

如果你能提升自己的平衡感，可以增強你的體力以及身體的協調能力，讓你得以活動自如，同時也能增加你的穩定性、活動力與靈活性，幫助你在從事日常工作時更加輕鬆。此外，平衡練習也有助你把頭腦放空並和自己的身體連結，從而增進你的專注力。

平衡練習可以讓你更能時刻覺察你的身體所在的位置，使你的神經系統得以控制並協調它所有的肌肉，以便你把動作做得更準確。

當你的身體協調能力變好時，你會更能覺察自己的身體狀況。平衡練習可以鍛鍊你的神經系統，讓它得以更有效地控制你的關節和肌肉，使你的動作變得更順暢、更有自信，肢體也更協調。

下面這幾組動作能幫助你提升你的平衡感，而且幾乎隨處可做。你不妨選擇一、兩組最適合自己的動作，每週做個兩、三次，以便增進你的平衡感與身體覺察力。

橋式

平躺在地面上。膝蓋彎曲，腳掌貼地，雙手抱胸，然後將臀部盡量往上抬（開始時你可能需要用一隻手撐著），維持三到五秒鐘後再回到地面上。每天重複做二十下。

螃蟹走路

立正站好，兩腳打開，與肩同寬。左腳往旁邊跨一步，然後右腳再往左邊跨，回到原來雙腳與肩同寬的站姿。一天練習往左邊跨十到十五次，第二天再練習往右邊跨。

單腳平衡

立正站好，雙腳打開，與肩同寬。你可以選擇要先從左腳或右腳開始。然後，用你選定的那隻腳單腳站立，試著保持穩定，看你能站多久。接著，再換另外一隻腳。你可以在附近放一張板凳，或在門邊練習，以便萬一失去平衡或身體不穩時，有東西可抓。每隻腳各做五次。

用正念覺察和自己的身體重新連結

你或許聽過「正念冥想」這個名詞。這是一種減壓技巧，做法就是把心思放在自己的呼吸上，並任由腦海中的思緒來來去去，不加評斷。

「身體掃描冥想」（body scan meditation）也差不多：你把注意力放在身體的各個部位上，並試著感受那些部位的知覺，例如冷或熱。

「身體掃描冥想」能引導你感覺自己全身各個部位的狀況，注意它們有什麼樣的感覺。做法是：用你的意識緩緩地從你的腳尖開始往上掃描，一直掃描到你的頭頂為止。

當你帶著覺知和自己的身體連結時，就可以深入覺察體內的各種感覺，以及這些感覺和你的情緒之間的關係。

如果你學會分辨自己的身體有哪些部位處於緊繃狀態，就可以清楚了解自己的想法和感受，並刻意放鬆自己的肌肉與關節。

這種冥想法可以增強你的身體覺察力，並讓你更能看出你的身體感覺與情緒之間的關連，從而增進你的身心健康並改善你的情緒。

漸進式的身體掃描

這個練習的目的是讓你注意並感受到自己的身體。你在做這個練習時，肌肉可能會達到某種程度的放鬆。但即使沒有，它還是有它的效果。

當我們的身體疼痛不適時，通常的反應是設法讓自己分心，盡量不去注意它，甚至會試著消除那些感覺。但在這個練習中，你要帶著微微的好奇心注意自己身上各種舒服或不舒服的感覺，並接納它們的存在，就像在晴朗的日子裡看著白雲緩緩飄過藍天一般。

找一個讓你舒服、放鬆的姿勢（例如坐著或躺下）。如果腰部的衣服太緊，要把它鬆開。

先把你的注意力放在雙腳上。那裡感覺如何？有沒有疼痛或不舒服的感覺？是涼涼的還是熱熱的？無論是什麼感覺，你只要注意覺察就好了，不要判定它們的好壞。

現在，將你的意識從雙腳往上移，經過小腿。只要注意那些部位的感覺就好了。

繼續將你的注意力沿著身體緩緩往上移，注意每個部位的感覺，包括你的大腿、臀部、腹部、下背部、上背部、胸膛、手掌、下臂、上臂、肩膀、頸部、頭部、前額、太陽穴、眼睛、臉頰、鼻子和嘴巴。

當你把所有的部位都掃描完畢時，就讓你的注意力緩緩往下移，看看是否還有哪裡感到緊繃、疼痛或不舒服。

請記住：不要試著改變那些感覺，只要注意它們並意識到它們的存在就可以了。然後，繼續將你的注意力往下移，直到返回你的雙腳為止。

這個練習可短可長，你想做多久，就做多久。等到你做得比較習慣，而且感覺愈來愈自在時，就可以逐漸拉長練習的時間。

在做這個練習時，你的腦海裡一定會冒出各種念頭來，這並無妨。你只要覺察這些念頭，然後試著讓你的意識重新回到你之前所聚焦的那個部位就可以了。

用釋放身體壓力的動作和自己的身體重新連結

當我們陷入危險、受到威脅或感到害怕時，身體就會分泌壓力荷爾蒙，如皮質醇和腎上腺素。這些壓力荷爾蒙會充斥我們的體內，讓我們做好克服眼前危險的準備。這便是所謂的「戰或逃」反應（請參見第三五至三六頁）。當我們進入這種由交感神經所主導的狀態時，最常見的反應便是發抖、打顫（被稱為「神經性震顫」）。

我們可以利用抖動的方式引發神經性震顫，藉以舒緩自己肌肉和身體長期緊繃的狀態。

如何練習抖動

1. 靠牆而坐，彷彿自己正坐在一張椅子上，背脊挺直，雙腳自在地張開。
2. 保持這個姿勢，愈久愈好。當你開始感到不舒服時，就微微地靠著牆往上或往下移動。
3. 繼續保持這個姿勢，等到你再度覺得很不舒服的時候，就把你的身體微微往上抬。
4. 這個練習的目的是讓你的雙腿能夠抖動或顫動，但又不致感到疼痛。
5. 過了大約三到五分鐘後，就可以慢慢站起來。
6. 膝蓋微彎，把身體往前傾。通常在這個時候，你的身體就會開始自然而然地抖動。你可以把雙手放在地上，以免失去平衡。
7. 保持這個姿勢，繼續抖動，直到你自然而然地停下來為止。也可以抖個一分鐘，然後再慢慢站直。

將這些方法融入你的日常生活

恭喜！你已經完成了第二階段！在這個階段，你更深入地探索了你和自己的身體之間的連結，對自己的身體也有了更進一步的了解，並且為你的療癒奠定了一個更穩固的基礎。

在這個階段，你學到如何增強自己的身體覺察力，並透過肢體動作和平衡練習療癒自己的情緒。同時，你也學到如何運用自己的身體來釋放內在的情緒。

但這個階段的練習並不是用來取代第一階段的練習，而是補其不足。

我們務必要把這些練習融入自己的日常生活中。但在檢視第二階段的練習之前，先讓我們很快地回顧一下第一階段的練習。

請思索以下這些問題：

- 我在做第一階段的任何一個練習時是否感覺有些勉強（不太順暢或感覺不舒服）？

- 如果是，我是否想改做另外一個練習？
- 這些練習做了一段時間之後，我是否需要改變一下某些練習的順序？

一旦你思索了以上這些問題，並且做了必要的改變，就讓我們來看看可以怎樣把第二階段的練習融入你的日常生活中。下面以粗體字顯示的是你要加入的第二階段練習。

每天要做的練習

- 每日心情記錄表（晚上）
- 盛載練習（選一個）
- 肢體動作（小蜜蜂呼吸法或甩手——每天做）
- 神經系統狀態調節法（選一個）
  - ✧本體感覺刺激法
  - ✧暴露在寒冷的環境中
  - ✧唱歌
  - ✧接觸自然光

✧聆聽讓人放鬆的音樂

✧沖個熱水澡或泡個熱水浴

- **溫和的動作（選一個，每隔一天或兩天做一次）**

✧搖擺

✧晃動

✧旋轉

✧修復瑜珈

- **平衡練習（選一個，每隔一天或兩天做一次）**

✧橋式

✧螃蟹走路

✧單腳平衡

做一次就好的練習（但偶爾要回頭做一下）

- 記錄你的基本需求（看看你有哪些需求尚待滿足並擬定計畫採取行動）
- 繪製你的神經系統地圖（列出你的「微光」清單，並放在隨手可得的地方）

有需要或想做時再做的練習

- **釋放身體壓力的練習——抖動**
- **漸進式的身體掃描**
- 撰寫憂慮記錄表
- 辨識並接納自己的情緒
- 調節高度激發狀態的練習（選一個）
  - ✧本體感覺刺激法
  - ✧暴露在寒冷的環境中
  - ✧唱歌
- 調節低度激發狀態的練習（選一個）
  - ✧接觸自然光
  - ✧聆聽讓人放鬆的音樂
  - ✧沖個熱水澡或泡個熱水浴

不過，以上只是一個示範。要如何將這些練習融入日常生活中並加入新的練習，要視個人的狀況而定，因此你可能會發現，當你開始加入某些新的練習時，有些練習就自然而然派不上用場了。

舉例來說，第一階段有一項肢體動作是甩手。如果你在第一階段選擇了甩手這個動作，後來可能會發現它和旋轉很像。這意味著：你不需要兩個都做，而是用旋轉來取代之前的甩手動作。

至於哪一種練習最適合你，以及什麼時候可以捨棄某些練習，你就相信自己的直覺吧！

還有一點很重要：在你完成這兩個階段並進入下一個階段後，即使你停止做這些練習，它們也不會消失。無論何時，只要你需要它們，就可以再做。也就是說，你仍然可以用它們來調節你的神經系統狀態。

你不妨自己列出一張練習清單。如此一來，在你很需要的時候，就可以隨時重做。

請記住：只要你一再練習，並持之以恆，就能夠把這些練習融入你的生活中，讓它們成為你每天都要做的事，以便照顧你的神經系統並增強你的復原力。在我們進入第三階段之前，請給你自己一些時間來做這些練習，並將它們融入你的日常生活中吧！

第八章

第三階段：運用你的超能力

大致上來說，愛的藝術就是堅持不懈的藝術。

——亞伯・艾里斯（Albert Ellis）

堅持不懈，是愛的舉動。你為了自己，已經通過「迷走神經重塑計畫」的第一和第二階段。這已經很不容易了。

你願意接受挑戰，試著去了解自己的身體、心靈與神經系統，並且照顧它們，可見你很愛自己，也能夠接納自己。為此，你應該感到自豪。

到目前為止，我們已經一起打造了一個安全穩固的基礎，讓我們得以立足其上，開始探索自己的身體，與它重新連結，並且和我們的身體知覺與體驗建立更深刻的關係。

在第三階段，我們將更進一步，透過迷走神經讓我們的副交感神經系統變得更加發達，以培養神經系統的韌性與復原力。（請參見第五〇頁）

嚴格來說，第三階段並不能算是一個階段，而是對我們的身心進行持續的照顧與支持。第一、第二、第三階段的練習就像是一張看不見的防護網，讓你有很大的空間可以成長、改變，以自己想要的方式度過一生，並達到身心和諧、能夠真正做自己的目標。

之前我們已經說過，這三個階段並沒有特定的順序，而是很有彈性的。你可以依照自己的生活狀況來調整，並使用其中的方法來幫助自己度過人生當中的每個時刻，以便實現自我，並滿足自身的各種需求。

你應該感到自豪，因為你已經給了自己你所應得的愛與關懷。那是你之前一直需要、但卻從未得到過的。但現在你已經能夠自信而勇敢地向全世界的人宣告：**無論你的過去、其他的人事物甚或你的情緒，都無法定義你這個人**。相反的，能夠定義你的是你與生俱來的做自己的能力。經過這三個階段，你將逐漸明白什麼才是真正的你。

如今，你已經開始探索你的身體所蘊含的深刻智慧。你將逐漸體認到：當你有了適當的方法、得到適當的指引之後，必然能夠向這個世界展示你真正的面貌，而且無論你將來遇到什麼風浪，都能夠安然度過。

經過這個階段後，你將擁有必要的工具與方法，讓你得以重拾自己原有的力量、掌控感與自我意識。我已經迫不及待想看到你跨出下一步了。所以，就讓我們趕緊開始吧！

第三階段的成長目標

- 更了解迷走神經——能幫助你戰勝壓力的盟友
- 提高「心率變異度」
- 透過具有療癒效果的肢體動作重塑迷走神經
- 培養正念運動的習慣
- 透過生活方式的改變重塑迷走神經
- 透過「再連結練習」重塑迷走神經

迷走神經——能幫助你戰勝壓力的盟友

在此，我要向你透露一個祕密：其實你有超能力。沒錯！你真的具有超能力。或許這種超能力不能讓你在天上飛來飛去，也不能讓你隱身，但你的身體裡確實有一個同樣令人讚嘆的東西：你的迷走神經。

在第一章中，我們已經認識了迷走神經，了解它具有許多功能，例如調節你的心率和呼吸。現在，我們之所以要再次談到它，是因為它不僅是你的祕密武器、和你並肩作戰的盟友，也是你內在所擁有的超能力。它能調節你的「戰或逃」反應，使你免於恐慌發作、慢性壓力與焦慮，並且能讓你在受到壓力時比較容易復原。

請記住，一個調節良好的神經系統是有韌性、能夠很快復原的（請參見第三章），而**迷走神經就是我們可以用來培養自己的神經系統復原力的工具**。

當你刺激你的迷走神經時，你會感覺比較平靜，心情會變好，思緒也會變得更清晰，同時你也會感覺自己和他人比較有連結。除此之外，你的迷走神經張力（顯示你的迷走神經和副交感神經系統〔參見第五〇頁〕的活躍程度的一個指標）也會得到提升。

當你的迷走神經張力提升後，你會感覺自己比較能夠控制情緒，能和他人建立更深刻的連結，身體健康也有所改善。除此之外，你還會變得更有韌性，不僅能夠面對生活中的各項挑戰，在經歷創傷、壓力或重大事故後也會更容易復原，甚至變得更加強大。

如果能花一些心思照顧你的迷走神經，你就能夠做出更健全的決定，並且連帶影響到你身邊的人。

現在，就讓我們很快地複習一下迷走神經所具有的強大功能。

迷走神經是從我們的腦幹延伸到身體兩側的一條神經，將我們的各個器官與大腦連結。它是大腦與身體之間一條不可或缺的雙向溝通管道。如果沒有它，我們就不能呼吸，也不能好好消化我們吃進去的食物。而且你知道嗎？在世上所有的動物當中，只有哺乳類具有這種神經。

迷走神經不僅負責維持心跳和呼吸等重要的人體功能，在維持免疫系統的運作和抗發炎等方面也扮演了主要的角色。

迷走神經系統能夠引發我們身體的放鬆反應，藉此平衡「戰或逃」反應。

提高「心率變異度」

在第一章中，我們也曾討論過「心率變異度」（參見第四二頁）這個話題。在這個階段，我們的主要目標之一便是提高你的心率變異度。要達到這個目標，你必須開始訓練你的身體與神經系統。不過，你並不需要購買任何昂貴的儀器。

你可以使用一個比較簡單的方法來了解你的神經系統運作的狀態，那便是：在一段時間內持續追蹤並記錄你的心率。

這種做法固然無法讓你直接測出你的心率變異度，但如果你能每天測量自己的心跳，就可以具體得知自己的進步情況。當你的迷走神經變得更加強大時，心跳自然而然就會變慢。

你要記錄的是你的靜止心率（resting heart rate）在一段期間之內的變化。我們的心率不會在一夕之間大幅降低，但只要你不斷練習，你的靜止心率就有可能會降低。哪怕降低的幅度很小，也代表你的迷走神經張力正在增強！

如何測量你的心跳

1. 把注意力放在你的食指和中指（左右手皆可）的指腹上。
2. 用這兩根手指在另一隻手的手腕或你的頸部上面找到你的脈搏。

   手腕：用你的食指和中指輕輕按壓拇指的根部下方（你的中指差不多會蓋住你的腕部的皺褶）。

   頸部：用你的食指和中指輕輕按壓顎骨下方。
3. 找到你的脈搏後，用一個碼表、一座有秒針的鐘或一個計時器，數十五秒。

4. 把測量到的數字乘以四，就是你的心跳數字。

為了得出最準確的數字，你可以做三次，然後這三次的心跳數字加起來，再除以三，就得出一個平均值。

現在，你可以開始做記錄了。你可以把測得的數字記在手機的備忘錄上、日記或筆記本裡面。重點不是你在哪裡測量你的心跳或如何加以測量，而是你要持續記錄。

你不妨在每天早上醒來時測量一次。你可以把一本日誌或筆記簿放在床邊，測量完自己的心跳後便記下日期和數字，再開始一天的工作。請記住，如果測量的結果讓你擔心，一定要盡快去看醫生。

像這樣以客觀的方式記錄並追蹤每天的心跳，可以讓你在做這個階段的練習時得以了解自己的神經系統狀態、睡眠品質、不同的壓力或觸發物對你的影響，以及你的心率變異度進步的情況。

談到做記錄，你還記得你從第一階段開始做的「每日憂慮記錄表」和「心情記錄表」（請參見第一四五頁和一四六頁）嗎？你可以在做這些記錄的同時，也記錄自己的心跳。

只要你持續地做，就可了解你每天的生理狀況如何影響你的情緒，而你的情緒又如何影響你的生理狀況。

這樣你便從知識的領域進入實際的體驗，並從這些體驗中又得到了一些知識！你將會逐漸注意到你的心率如何受到那些觸發物的影響，並了解哪些觸發物或壓力源會影響你的自律神經系統。明白這些後，你便得以改進你正在做的那些練習，以便對你的迷走神經和神經系統有所助益。

如果你能像這樣做一份綜合性的記錄，就可以了解自己每天的狀況，並從中得到一些啟發，使你能做出必要的改變。

因此在這個階段，你除了要記錄自己的心跳次數之外，務必還得繼續記錄自己每天的狀況與心情。

不過，要如何提升迷走神經張力呢？這是可以做到的嗎？

答案是肯定的！迷走神經張力確實是可以提升的，但要了解：就跟所有的療癒方法一樣，要提高心率變異度並降低靜止心率，必須花上一段時間，至於是快是慢，則因人而異，而且不會馬上見效。

與其過度關注數字，不如花點心思建立一些習慣，讓你的身體、心靈與神經系統得以成長。請記住，對你的神經系統來說，熟悉的東西是最安全的。因此，如果你能一而再、再而三地練習並且持之以恆，就可以讓你的神經系統產生安全感。

在這個階段，你將學到許多不同的方法，可以用來調整你的迷走神經，其中包括在你的日常生活中做出一些小小的改變。有些方法可能無法引起你的共鳴，有些則深獲你心。你只要一一嘗試，並傾聽你的神經系統所發出的訊息就可以了。即使你在嘗試之後發現自己並不喜歡，也不要擔心，因為每個人都是獨特的。即便你不喜歡那些方法，那也只是你那睿智的身體所給你的反饋，絕不代表你有什麼問題。

下面我們將一起探討一些有助重塑迷走神經的方法，而最好的方式就是從一些具有療癒效果的動作開始。

透過具有療癒效果的肢體動作重塑迷走神經

既然你已經溫習了迷走神經的奇妙功能和測量迷走神經張力的方法，現在就讓我們透過幾個具有療癒效果的動作，來活化你的迷走神經並提升你的迷走神經張力吧。

要達到這個目標，最重要的就是要學習如何在你的神經系統受到過度刺激或因壓力而瀕臨崩潰時，利用一些肢體動作來重塑你的神經系統。

這種做法有許多好處。**這類動作不僅能幫助我們更有效地管理自己的情緒和意念，也能逐漸減輕我們的壓力和焦慮感**。同時，這類動作還能**提升我們的迷走神經張力，讓我們更有能力以比較正向的方式應付人生中的挑戰**。

此外，這類肢體動作也能增強我們的神經系統的韌性與抗壓性，從而幫助我們更有效地調節自己的內在狀態，讓我們得以更積極、更靈活地面對生活中的各種挑戰與壓力。

這類肢體動作不僅可以增強我們的韌性與抗壓性，也能讓我們的身體和心靈釋放那些沒有被消化的情緒與體驗。活動是身體的本能。它本質上就是一種自我調節的形式。當我們不允許自己的身體自由自在地活動，或者動的次數不夠多時，我們就比較容易受到壓力的影響，出現焦慮的症狀。

除此之外，這類肢體動作也是我們和自己的身心建立連結的有效方式，能幫助我們在自己的情緒中感到比較安穩，從而幫助我們更有效地調節自己的情緒與意念。當我們感覺自己的身體正自由自在地在空間中移動時，往往會體驗到一種放鬆或流暢的感覺，使我們得以拋開心中的壓力與焦慮。

所謂的**「身心動作」（somatic movement）就是在動作中試著覺察自己的身體，與它同在，並和自己內在的感受連結，另一方面也試著覺察自己與周遭環境的互動。**

身心動作（透過動作覺察自己的身體與環境的方法）包含了三個面向：

1. **內感受**[30]：對體內感覺的感知。
2. **外感受**[31]：對外在環境的感知。
3. **本體感覺**：對自身在一個空間內移動的感知與覺察。

在練習下面這些身心動作時，請將你的注意力放在每個動作帶給你的內在體驗上。不要在意它們做起來是否有美感，也不要強迫你的身體做出它不想要的動作，而是要憑藉你的內在體驗和身體的反饋來引導你的動作。

如果你能把身心動作融入日常生活中，可能會發現你變得愈來愈能夠覺察自己的情緒。這類動作可以讓我們以非語言的形式體驗、處理並釋放那些痛苦的情緒。也就是說，它們可以讓我們的神經系統感受到這些情緒，並以新的模式與方法加以調節，使我們無須透過認知療法或談話療法來解決問題。

以下這些只是入門的練習，你之後可以再做進一步的探索。你不妨抱持著開放的心胸嘗試每一個動作。如果發現其中某一個讓你特別有感，你可以再進一步嘗試同樣類型的動作。

身心伸展動作（somatic stretching）

身心伸展動作衍生自「伸懶腰式運動」（pandiculation）。這種運動指的是肌肉規律地收縮、放鬆的一個過程。我們在睡醒後伸展自己的肢體就是一種「伸懶腰式運動」。

伸懶腰式運動是我們的神經系統自動舒緩緊繃的肌肉的一個過程。身心伸展動作的目的就是要模仿這個過程，藉以舒緩我們緊繃的肌肉。

在做身心伸展動作時，我們要試著感受自己的肌肉與筋膜的緊繃狀態。它們雖然被歸類為「具有療癒效果的動作」，但比起一般動作，我們在做這類動作時，有更多的時間是處於靜止不動的狀態。

當我們處於靜止不動的狀態時，大腦和神經系統便可以放慢速度，讓我們得以覺察自己體內的感受，並體會那種和自己的身體同在的感覺。如此，我們才能增強自己的身體覺察力並且和自己的身體連結。這種和自己的內在體驗連結的感覺，正是多重迷走神經理論所重視的，因為我們的神經系統所處的狀態會影響我們與自己以及周遭世界連結的能力（請參見第一章）。

你可以試著做以下這三個簡單的身心伸展動作。

◆立式覺察

有一個很好的方法可以讓你感受到自己的身體，那便是：站著不動，然後一邊呼吸一邊注意身體各個部位的肌肉。

你可能要花一點時間才能感受到自己的身體、體內的感覺，以及各個肌肉群。但這樣做可以讓你在進行下一步的身心伸展動作之前先增強自己的身體覺察力。

1. 立正站好，雙腳緊貼地面。注意你在採取這個姿勢時那種安穩踏實的感覺。
2. 縮緊或張開你的腳趾，體會你的雙腳和地板連結時的那種感覺。
3. 用一分鐘的時間試著繃緊並放鬆你的腳部肌肉。

4. 把注意力放在你的呼吸上。用鼻子吸氣，持續五到七秒。注意你在吸氣時腹部肌肉擴張的感覺。

5. 噘起嘴巴，用嘴巴微微吐氣，注意你腹部的肌肉收縮時的感覺。

6. 以上動作重複做十次，每次都要注意你的肌肉擴張與收縮的感覺，以及你身上的所有感覺。

7. 做完後，保持站姿，花一點時間從頭到腳掃描你的全身。注意各個肌肉群的感覺。是否有些肌肉是緊繃的、有些是放鬆的？

◆溫和的腹背伸展動作

下面這個身心伸展動作也被稱為「橋式」。在第二階段中，我們討論了這個練習對增進平衡感的作用（參見第二一一頁）。現在我們要再次複習這個動作，將它當成一種身心伸展動作，因為它能緩解肌肉緊繃的狀態，使你重新得以控制你的下背部與腹部的肌肉。如果你有背痛的毛病，這個動作可能也會對你有所幫助。

這個動作的衝擊性很低，躺著也可以做。

1. 躺下來，兩隻腳掌貼住地面，雙膝彎曲，與臀部同寬。
2. 深呼吸，注意你的背部和腹部的肌肉起伏時的感覺。
3. 慢慢拱起你的背，把你的腹部往上挺，雙腳頂住地板，活動你的臀大肌。
4. 你可以保持這個姿勢，直到你受不了為止。當你準備好要結束這個姿勢時，就緩緩地將你的背脊放下來，讓它回到地面。
5. 在做這個動作時，要看看自己有沒有哪些部位處於緊繃狀態，然後試著放鬆那裡的肌肉。
6. 重複三到五次。每次做完後可以休息一段時間，再繼續做下一次。

◆髂腰肌伸展運動

髂腰肌是連結脊椎與腿部的肌群。許多人的髂腰肌或多或少都有些緊繃，尤其是那些坐辦公桌或習慣久坐的人。

這個身心伸展動作能讓你覺察這個肌群以及它周遭的肌肉，並且溫和地舒緩那些緊繃的肌肉。

1. 躺下來，兩隻腳掌貼住地面，膝蓋彎曲，與臀部同寬。
2. 把你的右手放在腦後，用掌心托著頭部。
3. 輕輕地用你的右手緩緩地抬起你的頭，同時把你的右腿（膝蓋仍然保持在彎曲狀態）舉到離地約十五公分的高度（此時你的左腿仍然位於地上）。
4. 把你的注意力放在你的下背部、臀部和腿部的肌肉上。注意那些地方有什麼感覺，是否有緊繃的現象。
5. 維持這個姿勢，直到你開始覺得不舒服為止。然後緩緩地把頭部和右腿同時放下。
6. 躺在地上，休息三十秒，一邊深呼吸，一邊注意身體的感覺。
7. 當你準備好後，再做一次，但這次舉起右腳時要把膝蓋打直。
8. 右側重複做三到五次，然後換到左邊。

9. 每個姿勢盡可能維持得久一些，直到你開始覺得不舒服時為止。每個動作至少要間隔三十秒。

如果你發現這幾個身心伸展動作對你有幫助，可以試著每天練習，每個動作各做五分鐘。如果你持續練習，久而久之，你的身體覺察力就會增強，肌肉也會更變得更加放鬆。

培養正念運動的習慣

從跳舞到在街上散步，無論任何一種形式的運動都有助療癒。

當你的身體在做出各種動作時，你體內的天然療癒系統就會被啟動，可以幫助你釋放壓力並緩解焦慮。你可能發現有幾種運動比較能撫慰你的身心，而其他幾種效果較差。但事實上這些動作並沒有對錯、好壞之分。關鍵在於你要找到一個能讓你和自己的身體重新連結、在做時感到舒服，並且能吸引你、讓你感到興奮的方式！

對我來說，這個方式就是綜合格鬥（我在第四章中已經提過）。我喜歡這種運動，喜歡健身房的氣味，喜歡跟我一起訓練的那些夥伴（後來我們都成了朋友），喜歡我的肌肉燃燒熱量時的那種感覺，也喜歡我的身體和大腦在訓練時所進入的那種心流狀態。

你可以選擇一種最適合自己的。或許你已經知道什麼樣的運動適合你了，或許你還無法確定。無論是哪一種情況，你都可以更進一步探索自己，了解你的期望、偏好、生活方式，以及你的神經系統目前所處的狀態。

正念運動能夠有效提升你的迷走神經張力，而且其中有許多都是你可以在家裡自己做的。

除了提升迷走神經張力之外，正念運動還可以成為你紓壓的管道。你的身體和神經系統天生就是要動的。打從你出生到現在，運動一直在你的日常生活中扮演了一個不可或缺的角色。

對我們來說，運動是一種很有用的方法。它對我們的健康還有以下幾個好處：

- 讓我們的大腦保持健康

- 幫助我們管理體重
- 強化我們的骨骼與肌肉
- 從長期來看，可以降低罹病的風險
- 讓我們更有能力完成日常的事務

當我們活動自己的肢體時，由於需要消耗的能量的增加，因此交感神經就會被活化。事實上，無論何時，只要我們有需要動用到能量，我們的身體就有必要活化我們的交感神經，藉此增加肌肉和器官中的血液流量（請參見第三五頁）。所以，當我們喘不過氣來時，往往會發現自己正在用嘴巴呼吸。這樣做的目的就是為了增加體內氧氣的含量。

看到這裡，你心裡可能會想：「我想降低我的交感神經被活化的程度，而不是提高。」沒錯！我們的總體目標是要降低交感神經的活化程度，並且提升你的迷走神經張力與腹側迷走神經系統的功能。為了要達到這個目的，我們有必要透過正念運動讓自己暴露在輕微的生理性壓力下，這樣才能增強神經系統的韌性，並降低交感神經的反應強度。

你的交感神經系統並不是一個壞蛋。你需要它才能存活。除此之外，當你需要消耗比休息狀態更多的能量時，你也需要用到交感神經。舉例來說，當你因為遲到或被大雨困住了，必須跑回家或趕著去搭火車、巴士或飛機，甚至衝到你的車子那裡的時候，以及你感到非常興奮、充滿活力的時候，你的交感神經系統都可以派上用場。

正念運動能夠活化你的交感神經系統，讓你的身體處於生理性的壓力下，使你得以動用更多的能量並消耗體內所儲存的糖。這種運動持續做一段時間後，我們的耐受性就會增加。之前做起來感覺很困難的，後來就變得輕鬆容易多了。舉個例子，當你開始跑步時，可能會覺得你的肺部和肌肉簡直要著火了，而且沒辦法跑得很遠。但只要你持續練習，你就能跑比原來多兩到三倍的距離。

因此，正念運動可以提高你對生理壓力的耐受度並改善你的一些生理機能，例如呼吸、肌肉、骨骼密度和心血管效率，讓你在沒有運動或活動量不大的日子裡，能夠更有效地運用身體裡儲存的能量。

只要你一而再、再而三地讓自己暴露在生理壓力之下，你的神經系統就會變得更有韌性，耐受度也會提高。久而久之，你的交感神經系統就不會那麼活躍，你的心率變異度也會增加。這將會提升你的迷走神經張力，讓你更容易長時間處於較為平靜的狀態，也更有能力應付生活中所遇到的挑戰。

要享受正念運動的好處，並不一定非要進行馬拉松訓練或成為一個世界級的舉重選手不可。無論哪一種形式的運動對你都有好處。你要根據自己的狀況決定。如果你目前沒有做正念運動的習慣，可以從小地方開始，試著做各種你可能會喜歡的運動，這樣你會比較能夠持之以恆。

從小地方開始

從小地方開始是很重要的，因為習慣不是一天養成的，通常需要不斷重複和持之以恆。如果你沒有運動習慣，剛開始的時候，一定會有點抗拒，因為它還沒成為你日常生活的一部分。此外，一般人在做什麼事時都會希望自己「不鳴則已，一鳴驚人」，但在運動這件事上，如果你有這種心態，可能會產生反效果。

剛開始做一種從未做過的運動時，你必定全身都有感覺，因為你會用到你已經許久沒用的肌肉。但如果你做得太賣力，身體就很難迅速復原，而復原期愈長，你就愈不可能繼續做下去，至少你做的時候會很不情願。記住，「少即是多」，尤其是在你剛開始把正念運動納入日常生活中的時候。做運動，不見得愈多愈好。過度運動，或在沒有讓身體有足夠時間復原的情況下做太多高強度運動，其實會降低你的心率變異度。

就像許多種活動一樣，當你運動超過某個量時，也會出現報酬遞減的效應。有一個很好的例子就是：當你已經好幾年沒跑步，卻突然去長跑時，你或許有能力跑完全程，但事後幾個星期，你可能全身的肌肉都在痛。這樣你就不會想要很快再跑一次。無論做什麼事，人往往都是在看到成果後，才會有動力繼續做下去。因此一開始時千萬不要貪心，要讓自己在身心可以承受的情況下取得一些小小成果，然後再在這個過程中慢慢強化自己的神經系統、肌肉、呼吸和心血管系統。你要聆聽自己的身體所發出的訊息，注意它是否有緊繃或抗拒的現象，並且知道它什麼時候願意被你逼著去做運動、什麼時候不願意。

重新定義「持之以恆」

要得到正念運動的好處，另一個關鍵便是持之以恆。之前我已經好幾次提到不斷重複與持之以恆的重要性，現在我想澄清幾個要點。

在聽到「持之以恆」這句話時，我們的大腦往往會以為「我得每天都做才行」，但這並不盡然正確。所謂「持之以恆」僅僅是指在一段期間內一直做某一件事（採取某種行動或做出某些行為等等），並不代表你每天都要做，只要在一段時間裡定期去做就可以了。

有許多人之所以失敗，就是因為他們期待自己在做了某個決定之後就能夠立刻展開行動，並且從此每天都做到。如果你曾經嘗試要建立一個新的習慣，你就會知道這樣的期待是很不切實際的。有時我們會忘記，有時我們會生病，有時我們會覺得很累，而且經常有其他事情需要優先處理。這很正常。

因此，讓我們重新定義什麼叫「持之以恆」，讓它更符合現實的情況。只要能夠撥出一定的時間，持續在日常生活中做些運動，就可以了。有些人或許每個星期只有一天能做，但有些人或許每週都可以做個兩、三次。

「持之以恆」的重點並非你做了多少次，而是你是否能**定期地做，並持續一段時間**。無論是在幾個月甚至幾年之內每週做一次，還是每天都做，兩者都算是「持之以恆」。

另外，我們在盤算自己可以投入的時間與精力時也要務實。請記住，一開始不要太貪心。只要一次做一點，久而久之，你的心率變異度就會上升。

假設你決定每週要運動兩次，每次一個小時，但後來卻因為有事而無法做滿一個小時，這樣就不算是「持之以恆」了。但如果你一開始不貪心（比方說每次只做五分鐘），那你就會讓自己更有餘裕去貫徹自己的計畫、並且做到「持之以恆」了。

當你試著將一個新習慣或新做法融入日常生活時，你所取得的成就愈多，你就愈有可能會繼續做下去。在這方面，多巴胺（一種與驅動力和獎賞有關的神經傳導物質）扮演了一個很重要的角色。

由於正念運動的種類很多，在此我們就不再討論其中某幾種了，不過我會提供一些範例供你參考。

耐力運動

耐力運動（或稱有氧運動）的目的，是將你運動時的呼吸次數和心率提高到超過你的最大基準值的百分之五十的程度。

下列運動都屬於耐力運動：

- 快走
- 慢跑、跑步
- 跳舞
- 游泳
- 騎腳踏車

- 健行或爬樓梯
- 踢足球或打網球、籃球等

肌力運動

肌力運動（或稱阻力運動）屬於無氧運動，是運用重量或阻力的方式讓肌肉變得更加強壯的一種運動。

下列運動都屬於肌力運動：

- 徒手運動，例如伏地挺身、仰臥起坐和深蹲
- 運用壺鈴、啞鈴和槓鈴進行的自由重量訓練
- 一些日常活動，例如搬運生鮮雜貨
- 彈力帶訓練

平衡運動

所謂平衡力，指的是在你的支撐面範圍（你和你所站立的任一表面所接觸的那幾個

點）內控制你的身體重心的能力。身體的平衡是一個複雜的過程，與體內的許多系統有關，包括前庭系統和本體感覺感測系統（參見第一九七與一八一頁）。

下列運動都屬於平衡運動：

- 太極或瑜珈
- 單腳站立
- 用腳跟和腳尖走路
- 在不使用雙手的情況下從一張椅子上起身並坐下

透過生活方式的改變重塑迷走神經

一聽到「改變生活方式」這樣的字眼，一般人通常都興趣缺缺，因此我們在追求健康幸福時，往往會忽視這一點。然而，當你在本書的各個階段採取了一項新的做法或養成了一個新的習慣時，你已經開始在改變你的生活方式了，只是你或許沒有意識到罷了。

基本上，所謂「改變生活方式」就是你在自己的日常行為或習慣上做出一些正向的、能幫助你成長的改變。

常見的例子包括：

- 建立健康的睡眠習慣
- 攝取營養的食物
- 從事各種活動或運動
- 練習放鬆
- 每天喝足夠的水

讓我們再看看上面這張清單（其中大多數都是我們可以不假思索地進行的事情）。如果我們一直重複做某件事，時間久了之後，它就會進入我們的「自動駕駛」模式。這樣一來，我們在做這件事時，大腦就不需要耗費能量。但生活中有許多事情，往往正是因為我們在無意識的狀態下為之，或者已經習以為常，我們就不會考慮到它們對我們的生理機能可能造成的影響。

這些生活習慣因為已經太過根深蒂固，想改變通常非常困難。我們想到自己要做出這類改變時，通常在潛意識裡或多或少都會有些抗拒。這是因為：我們的大腦固然是個很奇妙的東西，但它也出奇地懶惰。它喜歡創造一些可以不斷重複的模式，直到它建立了一條捷徑，讓你在採取那個行動或做出那種行為時可以不必思考。舉例來說，你在刷牙時不需要想著該怎麼刷，因為如果你每天早晚都必須思索刷牙的步驟，那就太累了。

當你想要改變自己的生活方式（例如持續從事某些不曾做過的運動）時，務必要留意這一點，並且剛開始時盡量不要太貪心。

你最好不要試著同時改變所有的習慣，因為太快做出太多改變會讓你的神經系統無法負荷。因此，這樣做不僅不能產生正面的效果，反而會更進一步激發你的生存反應。

下面我將介紹一些生活方式上的改變。即使你只做其中一部分，也會帶來正面的效果。事實上，剛開始時，你不妨只做一個小小的改變，然後練習、練習、再練習。

等到過了一段時間，這個新習慣已經融入你的生活，使你可以不假思索地進行時，你就可以準備做出另外一個小改變了。

有許多人在做出了這些改變後，很快就看到了效果。這些小小的改變能夠提高你的心率變異度、提升你的迷走神經張力，讓你的神經系統更有韌性，並且使你的交感神經或背側迷走神經不致過度活躍。

你可能會覺得這些改變都太過簡單或者「不夠力」，但請相信我：如果你能做出這些改變（哪怕只有一項），讓它成為你的生活習慣，就可以對你的迷走神經和神經系統有所助益，讓你不僅能重拾往日的活力，也恢復你對自己的身體自癒力的信心。

生活方式的第一個改變：睡眠

我對睡眠不足和失眠的問題並不陌生。從十六歲到二十一歲那段期間，我一直有睡眠方面的困擾。當時，夜晚成了我的敵人：我每每躺在床上輾轉反側，直到凌晨，早上又拖著疲累的身子起床上學。我發現自己經常上課上到一半就睡著，而且我的注意力通常只能維持幾分鐘。

剛開始時，我深感挫折。當時，我往往累到什麼事都做不了，只能放聲大哭。久而久之，我感覺自己的身體愈來愈虛弱，和那些習慣白天活動的人也愈來愈疏離。

我無法和別人建立有意義的連結，因為我感覺我的大腦似乎總是快要陷入一個黑暗的深淵，而我不確定自己是否能爬出來。

隨著時間過去，我逐漸接受了這種白天昏昏沉沉，晚上則陷入一片陰鬱的生活。那種疲倦感會讓人什麼事都不想做。

從某方面來說，我確實已經放棄了我的生命。我活在一個愈來愈狹小的世界裡，沒有力氣去做一般青少年和年輕人會想做的那些事。那是一種很奇怪的感覺：我過著一種夢遊般的生活，但卻沒有一個人知道。這是因為：無論我的想法變得多麼灰暗，無論夜晚對我來說多麼漫長，無論我如何設法遠離他人，我仍然有一隻腳踏在外面的那個世界裡，照樣工作，照常念書，偶爾還會和朋友見面，也經常外出。

但每次外出時，我總是急著回家，想回到我的臥室裡。即便我在那裡無法得到我最需要的東西——充足的睡眠——但它卻是我的避難所。

有這種問題的人並不只有我一個。全世界有多達百分之四十的人口都有睡眠總時數不足的困擾。其原因很多，包括要值夜班、個人的生活方式、失眠、創傷和創傷後壓力症候群等等。

睡眠看似一個簡單的過程，但我們的社會卻往往忽視了它對健康和幸福的重要性。

睡眠品質會直接影響大腦調節荷爾蒙、情緒和心血管功能的能力。因此它是修復並重塑你的神經系統的有效工具。當你睡著了，你的身體就能夠修復它在白天時所受到的損傷，包括發炎。同時，良好的睡眠也是提升心率變異度和迷走神經張力的有效方法。

睡眠不足會造成許多副作用，例如：

- 發炎情況惡化
- 提高罹患心血管疾病、第二型糖尿病和消化道問題的風險
- 增強壓力反應
- 疼痛加劇
- 憂鬱
- 焦慮
- 認知方面的問題
- 記憶方面的問題

睡眠受到干擾時，我們的自律神經系統可能會變得不平衡，進而影響到我們的不隨

意功能，包括溫度的調節、心率變異度、呼吸、性興奮，以及大小便的控制等。

誠如我們在第二章中所言，透過平衡交感神經與副交感神經系統，自律神經能讓身體對內在與外在的刺激做出回應。當我們開始犯睏、昏昏欲睡時，迷走神經的電子活動就會增強，從而活化副交感神經。當我們從「非快速動眼期」（non-rapid eye movement，簡稱NREM）的睡眠進入更深層的睡眠階段時，心跳就會變慢，血壓也會降低。

在睡眠期間，我們會經歷幾個不同的階段，包括「非快速動眼期」和「快速動眼期」（rapid eye movement，簡稱REM）。在「非快速動眼期」，我們的副交感神經系統會比較活躍，但在「快速動眼期」（亦即我們會做夢的時期），我們的交感神經會比較活躍。

當我們受到壓力時，交感神經系統會變得比平常更為活躍。這意味著副交感神經並未被活化，因此我們的心跳不會變慢，以致身體難以進入睡眠狀態。

迷走神經在睡眠方面扮演了一個關鍵性的角色，而睡眠則在維持健康的迷走神經張力方面扮演了舉足輕重的角色。研究顯示，睡眠不足會使心跳變得比睡眠正常時的基準值高。而心跳之所以變快，很可能是因為迷走神經張力下降所致。

優質的睡眠能提升迷走神經張力和心率變異度，更進一步促進健康的睡眠模式。睡眠不足則會降低迷走神經張力和心率變異度，使人更難以入睡，並造成令人沮喪的惡性循環。為了打破這個模式，你可以著手提升自己的迷走神經張力和心率變異度。稍候我們就會介紹幾種既簡單又有效的方式。

要改變睡眠習慣，你需要注意自己白天做了哪些事情、是怎麼做的。在所有的習慣中，睡眠習慣是比較難以改變的。你需要花上一段時間（有時這段時間甚至會長得令你灰心）才能讓自己的睡眠回到健康的模式。然而，只要你堅持不懈，就會得到十倍的回報，讓自己更有活力，更能調節自己的情緒，也更能應付每天的挑戰。所以，你千萬不要放棄。

好了，我想你已經準備好要迎戰睡眠這頭怪獸，讓自己能夠好好休息，恢復健康了。現在，就讓我們來看看有哪些既簡單又有效的方法可以達成這個目的吧。

◆**共振呼吸訓練**（**resonant breath training**）

我們這個社會普遍有長期過度呼吸的毛病。大多數人每分鐘的呼吸次數都在十二到十六下之間。你或許從未刻意留心自己的呼吸速度，因為呼吸功能是在我們無意識的狀態下自動執行的。但你的呼吸其實是平衡自律神經系統、提升迷走神經張力最快速有效的工具。緩慢而有規律的腹式呼吸能夠提升你的迷走神經張力和心率變異度。

有多項研究顯示：對我們的身體和神經系統最有益處的呼吸速度其實是每分鐘六到十次。但除了呼吸的速度外，呼吸的方式也很重要。用鼻子呼吸是最理想的呼吸模式。

共振呼吸法可以讓你的呼吸速度放慢到大約每分鐘六次，並提高你的心率變異度。在這種狀態下，你會感到放鬆、舒服，而且如果你向來有睡眠不足的現象，這種呼吸法甚至會使你昏昏欲睡。

為了達到最好的效果，你可以把這種呼吸法當成一種訓練，讓自己學習以正確的方式呼吸，並且讓你的神經系統處於最佳的狀態。為了要達到這個目標，你最好一天分好幾個時段練習。這樣就可以降低你的基線壓力值（baseline stress level），並逐漸提高你的迷走神經張力。

要矯正你的呼吸方式需要花一些時間，但如果你能開始訓練自己進行正確的呼吸，那麼在必要時，你就能夠用這種呼吸方式來調節自己的神經系統。

為了要練習共振呼吸法，我們需要先學習如何啟動我們的橫膈膜並且用它來呼吸。當你用橫膈膜呼吸時，你的腹部會自然而然地在你吸氣時隆起，並在你呼氣時收縮。

這一步往往是最困難的，因為有許多人已經用錯誤的方式呼吸了大半輩子。現在，請你花一點時間注意自己是**如何**呼吸的：

- 把一隻手放在你的胸膛上，另一隻手則放在腹部。
- 你吸氣時，你的腹部有沒有隆起？胸膛有沒有移動？

許多人心目中的正常呼吸其實是淺淺的胸式呼吸，只把空氣吸進胸腔裡。這是我們在努力鍛鍊身體或受到壓力時通常會採取的呼吸模式，因為快速的淺呼吸可以讓更多的氧氣進入我們的肺部，但這種呼吸方式並不利於休息、放鬆或復原。

所以，第一步你要先學習用橫膈膜呼吸。其方法如下：

- 剛開始時，最好先平躺。用鼻子呼吸，並想像自己的腹部就像一個氣球般膨脹起來。
- 如果你吸氣時很難讓自己的腹部隆起，可以在肚子上面施加一點重量（例如放一本書或一個暖暖包），藉以啟動你的橫膈膜。或者，你也可以把雙手放在自己的肚臍上。

- 呼氣時，你的腹部會向下收縮。
- 你的胸膛不應該會動，只有你的腹部在隆起並收縮。
- 每天像這樣練習五分鐘，連續練一個星期。不用在意自己的呼吸速度，只要訓練自己用橫膈膜呼吸就可以了。

如果練了一個星期之後，你還是很難用你的橫膈膜呼吸，就繼續再練一個星期，然後再進入下一步。

當你已經能夠用橫膈膜呼吸後，我們就可以開始改變你的呼吸速度了。依照以下方式，你就可以達成每分鐘呼吸六次的目標：

- 吸氣五秒鐘，呼氣五秒鐘，或者
- 吸氣四秒鐘，呼氣六秒鐘

我們的目標是每分鐘呼吸六次，但剛開始時，如果你發現自己的呼吸速度較快，也沒有關係，可以隨著時間逐漸降低呼吸速度。

建議你每天花五分鐘的時間練習放慢自己的呼吸速度（記得要用橫膈膜呼吸）。只要每天花五分鐘，你就可以逐漸矯正自己的呼吸方式，以便讓你的迷走神經張力和心率變異度達到理想的狀態。

當你比較習慣這種緩慢的腹式呼吸之後，你躺在床上時，就可以開始用這種呼吸法來讓自己得到有益休息的良好睡眠。

生活方式的第二個改變：接觸自然光

要幫助你的迷走神經和神經系統，最好的方式之一就是讓自己接觸自然光，而且最好是在早上的時候。這種做法可以幫助你調節皮質醇的分泌與褪黑激素的濃度。最重要是，它還有助建立健康的晝夜節律。

你的晝夜節律有點像是內建於每一個身體細胞（包括你的大腦）內的時間表。它設定了各項身體功能（如睡眠、體溫、新陳代謝和心情）的節奏。

我們的晝夜節律可能會變得紊亂，尤其是在我們受到很大的壓力、體內皮質醇升高的時候。這可能會導致我們的「睡眠—清醒週期」變得不穩定，因為這個週期是跟著我們體內那個二十四小時的生理時鐘走的。

明亮的自然光能夠調節神經傳導物質（如血清素），間接影響你的睡眠與心情，並進而調節你的情緒狀態。除此之外，自然光還能讓你的晝夜節律與來自環境的時間訊息（日出與日落）同步，從而引導你的生理時鐘，讓它變得穩定。

所以，自然光基本上就是一個免費且容易取得的資源，能夠幫助你建立穩定的晝夜節律與健康的睡眠形態，並且穩定你的情緒。

自然光（尤其是早上的自然光）會讓你的身體接收到重要的提示，幫助你重新建立你的晝夜節律。如果你每天早上一起床就可以讓自己接觸到自然光，你的身體就能和你的細胞內建的時間表同步。

對你的身體的睡眠週期而言，光線是一個很重要的訊號。你在白天接觸到的光線能夠幫助你的身體了解它何時該上床（以及何時該醒來）。

◆如何接觸更多的光線

早上一起床就接觸自然光是最有益處的。你醒來後，最好能在一個小時之內就讓自己直接接觸自然光，時間應該在二十分鐘以上。

有一點很重要：你要直接接觸自然光，不要戴太陽眼鏡或帽子，也不要置身於任何一種會過濾光線的物品（如窗戶）後面，才能最大程度地享受到自然光所帶來的好處。

同時，你必須了解：不一定要在天氣晴朗或藍天如洗時，才能享受到自然光的好處。即使你住的地區氣候比較寒冷，即使在天氣陰霾或下雨的時候，戶外還是會有自然光，能夠有效調節你的晝夜節律。你只要把臉朝著天空中太陽所在的方向就可以了！

生活方式的第三個改變：讓自己暴露在寒冷的環境中

你或許已經在網路或電視上看過人們跳進冰水池、或是談論冷水浴的影片或畫面。看起來好像大家都在洗冷水浴似的。

沒錯，冷水浴（Cold thermogenesis）如今已經蔚為風潮，而且它之所以能席捲全球是有道理的。

把身體泡在冰水裡面並不是什麼新鮮的做法。千百年來，人類一直都這麼做。事實證明，這種做法是刺激迷走神經、提升迷走神經張力最好的方法之一。

近年來有關冷水浴的研究顯示，定期浸泡在冰冷的水中可以降低交感神經的活躍程度，並且讓副交感神經系統變得更加活躍。

冷水浴不僅能夠提升你的迷走神經張力，還有許多全身性的好處，例如：

- 增強心肺功能
- 強化免疫系統
- 降低發炎反應
- 調節壓力反應

為了讓自己暴露在冰冷的環境中，人們往往會往山上跑。但你不需要跳進冰水池，也不需要創造什麼世界記錄，就能得到其中的好處。事實上，就像所有生活方式的改變一樣，一開始時你千萬不能太貪心，要循序漸進，慢慢增加自己的耐受度。

要讓自己暴露在寒冷的環境中，你可以採取許多不同的形式，關鍵在於：你要找到一個適合自己、符合你的需求的方法。

以下是其中幾個例子，你可以試試看：

- 在沖完熱水澡之後，沖一下冷水
- 把身體泡在冰水池中
- 把頭浸入冷水中
- 把冰敷袋放在脖子兩側和胸膛上
- 在寒冷的戶外環境中待上一陣子

正如以上這些例子所顯示，你可以用一些很溫和的方法試著讓自己暴露在寒冷的環境中，尤其是在剛開始的時候。你不需要和別人較量，看誰能在冰水池裡泡得最久。最重要的是你要根據自己當下的狀態量力而為。

剛開始時，你不妨先試著在自己的脖子和胸膛上冰敷。無論你採用哪一種方法都可以，只要對你有效就行了。

透過「再連結練習」重塑迷走神經

在現今的世界裡，許多人都認為人與人之間的連結是一種「慾望」，而非「需求」。這種想法並不令人意外。在新冠疫情期間，我們被困在自己的住處，無法與朋友、家人和社區連結。網路成了我們的世界。對許多人來說，在家上班、開視訊會議、用FaceTime通話已經是常態了。

然而，儘管我們現在只需按幾個按鍵就可以和世界各地的人聯絡，但在那些經歷過疫情的人當中，卻有許多人感受到了錐心的孤獨與寂寞。

全球大約有百分之三十三的成人感覺寂寞。也就是說，世上有超過三分之一的人口覺得自己和他人之間沒有真正的連結。

事實上，與人連結是人類的天性。我們需要感受到自己是屬於某個群體或受到他人支持的。「與人連結」並不是一種奢侈品，而是我們要獲致身心健康的必需品。

人類在經過演化之後，已經發展出了與別人建立並維持深厚關係的能力。這樣的能力可以帶來許多好處：使自己比較不會遭到其他動物的獵食、有更多的機會獲得食物資源並免於受到侵擾。有了人與人之間的連結，人類才更有能力保障自己的人身安全，並且提高自身存活的機率。

但社會連結與人際關係所提供的不僅是人身安全的保障而已，它們也會讓我們更能對抗壓力。當我們擁有穩固的人際關係時，會覺得未來比較可以預料，對自己的生命也更有掌控感。這時，我們在心理與情緒上就會比較有安全感。

當我們感覺自己置身於一個安全而穩定的環境時，我們的社會參與系統便能夠發揮它最大的功效。當我們擁有一個強而有力的社會參與系統時，就能打造出一個支持性的人際網絡，其中的人能夠引導我們度過人生的風雨，並鼓勵我們追求自身的目標。

在這方面，催產素（Oxytocin）也扮演了一個很重要的角色。催產素是一種能夠讓我們產生愛與信任感的荷爾蒙。當我們感覺自己被別人以某些方式觸碰，聽到某些音樂、做著某些運動，尤其是當我們感覺自己和某個人有著連結時，我們的體內便會分泌催產素。一旦催產素被分泌出來，我們的心率變異度就會提高，進而讓我們更有能力參與社交活動並與他人建立連結。

與人「共同調節」的重要

有些研究顯示，戀愛中的情侶真的會體驗到「心率同步」（cardiac synchrony）的現象，也就是說：他們的心跳速度和心率變異度會趨於一致。此外，那些研究也發現：當一對情侶中的一人出現失調現象，心率變異度下降時，另一人的心率變異度則會變高，以便幫助伴侶調節。

這些現象都是下意識發生的，但它充分說明了人與人之間的生理機能會互相影響。這便是所謂的「共同調節」（co-regulation）現象。基本上，**「共同調節」就是發生在雙方都能彼此信任的關係當中的一種現象。在這樣的關係中，當一個人的神經系統能夠自我調節時，另一個人可能會受其影響而得以自我調節，讓自己回到由腹側迷走神經（副交感神經）主導的狀態**。

人類終其一生都有共同調節的現象。在嬰兒時期，我們必須要看到父母親或照顧者親切的表情或聽到他們輕柔的聲音，才能知道自己是安全的。當我們開始蹣跚學步，乃至到了青少年時期，還是必須仰賴共同調節才能產生安全感並與人建立連結，也才有能力在情緒不佳或受到壓力時調節自己的狀態。

長大成人後，我們仍然需要與他人進行共同調節，尤其是在我們長期受到壓力、遭遇變故或傷痛之時。當我們欠缺安全感時，身邊一定要有一些能夠讓我們產生安全感的人。這樣，我們才能進入安穩平靜的狀態，然後再設法自我調節。

人與人之間可以透過各種不同的方式共同調節，例如：

- 眼睛——別人露出真心的笑容時眼角的笑紋、溫柔或熱切的凝視。
- 頭部的姿勢——頭部傾斜的姿勢會傳達安全感與同理心。
- 聲音的韻律——講話的速度和語調（輕柔、嚴厲、悅耳、溫和或咄咄逼人）。
- 身體前傾，敞開的姿勢。
- 輕柔、有節奏的聲音。

以上這些生理變化和姿勢都會發出一些微妙的訊號，讓我們感覺自己正置身於一個安全的環境。你或許還記得第三一頁討論過的「神經覺」這個名詞。所謂「神經覺」，指的就是我們的自律神經系統接收到他人所發出的這類生理訊號後，加以解讀，並判定我們所置身的環境是否安全的一個過程。儘管這個過程往往是在我們的潛意識中進行的，但我們也可以刻意用一些姿勢來調節自己的神經系統。

要達到共同調節的目的，我們必須和我們所信任並且令我們感到安全的人建立連結，並參與他們的活動。除此之外，我們也可以運用一些生理變化和安全提示來提升並維持自己的迷走神經張力，並活化我們的社會參與系統，讓我們更容易與他人連結。

在這三個階段當中，我們已經檢視了可以讓我們產生安全感、並讓我們的神經系統得以釋放壓力與恢復原狀的各種資源、技巧和工具。我即將介紹的「再連結練習」則能夠讓你更善於與他人連結，並增強你的韌性以及面對挑戰的能力。

在這個階段的末尾，我將介紹兩個很有效的「再連結練習」，讓你更能和他人進行共同調節，並活化你的社會參與系統。

透過聲音的韻律與人連結

聲音是一個人非常重要的一部分。它是你得以和外界溝通與互動的主要管道之一，讓你能夠和別人分享你的想法、情緒、意見，並且表達你的界限、需求與夢想。同時，當你想讓別人了解自己，並且表達你當下的情緒時，你的聲音也扮演了一個很重要的角色。

所謂「韻律」指的是聲音的節奏、速度和語氣。它提供了有關說話者的重要訊息，而且這些訊息並非語言本身所能傳達的。舉例來說，如果你問某人是否ＯＫ，而對方用一種生硬、單調的語調回答說：「我很好」時，你或許就會馬上意識到對方的狀況其實不太好。

別人說話時，我們從他們的聲音就可以大致判斷出他們當下的態度或情緒。這是因為我們的耳朵經過長時間的演化，已經可以偵測出他人的話語中音調、節奏和速度上的細微變化，藉以了解對方是不是一個危險人物、有沒有可能對我們造成威脅（這也是神經覺）。

抑揚頓挫、有如唱歌般的聲音往往會給人一種安全感。相反的，說話聲音單調、缺乏變化的人可能會被視為具有潛在的威脅性或危險性。值得注意的是，迷走神經張力低的人通常不善於與人溝通，說話的聲音往往也比較單調。

為了活化我們的社會參與系統，我們在和別人溝通時可以注意他們對我們講話時的聲音。有些人的語調比較有抑揚頓挫。你可以注意他們在語調上的細微變化，藉此讓自己進入由腹側迷走神經所主導的狀態、和對方進行「共同調節」，並和他們建立更深層的連結。

聲帶的肌肉就像其他部位的肌肉一般，全都受到迷走神經的支配。這意味著：**你的聲音既可以顯示你的迷走神經所處的狀態，也可以成為你用來提升自己的迷走神經張力、活化你的社會參與系統的一個工具。**

因此，你不妨留心自己說話的方式，並且試著改變自己的聲音韻律。你可以在家裡對著鏡子練習，作法是：假裝你正在和某人對話，並在說話時試著改變你的音量、音調與音高，例如：從嗓門很大變成輕聲細語，從抑揚頓挫變成平板單調等等。這會讓你得以注意自己對別人講話的方式，並且更能夠藉著改變語調、節奏和速度的方式，讓自己更有安全感並且與他人建立更深刻的連結。

除此之外，你也可以同時運用你的呼吸與聲音來活化你的迷走神經，進而讓你更有能力改善自己的聲音韻律。

◆呼吸與發聲練習

下面這個簡單的練習可以活化你的聲帶，改變你的語調，並延長你呼出去的氣息，藉以溫和地活化你的迷走神經。

方法如下：

1. 採取一個舒服的坐姿，背脊挺直，肩膀放鬆。
2. 你可以閉上眼睛（如果你覺得這樣比較有安全感），也可以張開眼睛（如果你覺得這樣比較舒服）。把眼部的肌肉放鬆，用柔和的眼神看著你前方地面上的某個點。
3. 開始放慢呼吸。一邊用鼻子吸氣，一邊數到五，然後一邊噘嘴吐氣，一邊數到七。
4. 重複上述的動作，慢慢地做十次。
5. 再次呼吸時，吸氣吸到飽，然後閉氣。
6. 閉氣時，鼓起臉頰，緊閉雙唇，讓空氣無法外洩。
7. 一邊鼓著臉頰，一邊像蜜蜂一般發出尖銳的嗡嗡聲（請注意，當你這樣做的時候，會自然而然地開始用鼻子吐氣）。
8. 繼續鼓著臉頰發出嗡嗡聲，直到你的氣自然而然地吐完為止。
9. 放鬆你的臉頰和面部，做三次正常的呼吸。

10.重複以上程序十次。

用音樂調節神經系統

數千年來，音樂一直和人類有著密不可分的關係。我們之所以喜愛音樂，有許多原因。

如果你曾經因為聽到一首歌而泫然欲泣，或者在心情很差的時候因為聽到自己最喜歡的曲子而開始又唱又跳，你就了解音樂對我們的情緒可能產生的獨特影響力了。

音樂之所以能夠對我們的情緒有如此強大的感染力，原因之一是我們的大腦在聽到音樂時會產生一種反應，將那些旋律與我們的回憶連結。我們聽音樂時，大腦負責處理記憶的許多部位會被啟動，觸發各種連結與聯想。事實上，我們確實可以用身體**感受**音樂。

除此之外，近年的研究顯示：聆聽令人愉悅的音樂會啟動大腦中負責處理情緒和獎賞的部位，提高大腦和身體內的多巴胺濃度。

難怪從古到今，人類都喜愛音樂。然而，對於音樂與人類的生理現象之間有何種關聯（包括音樂如何有助調節我們的神經系統），我們目前仍然所知甚少。

就像聲音的韻律一般，音樂也會透過耳朵向我們傳送有關環境是否安全的訊息，藉此活化我們的腹側迷走神經路徑與迷走神經。聽到一首對的歌，可以讓你的身體出現一種生理反應，使你平靜下來。研究顯示，聆聽緩慢、安靜、有節奏的音樂能使心跳和呼吸速度變慢、血壓降低。

除了我們所聆聽的歌曲之外，我們自己所製造的音樂也有同樣的效果。我們的喉頭是由迷走神經所支配，因此光是發出聲音這件事就能活化我們的迷走神經。哼哼唱唱是我們天生的能力，也是我們無須思考就會做的事情。在唱歌或哼歌時，我們的呼吸模式會改變，從原來的淺呼吸變成深呼吸，吐氣的時間也會拉長。正如先前所言，緩慢的腹式呼吸能活化迷走神經並且提高心率變異度。

在這個星球上，每個人都是獨一無二的個體，所幸音樂能夠將我們連結在一起。儘管我們的音樂品味和才能各不相同，音樂類型也很多樣化，從電子音樂到古典音樂不一而足，但它們都能激發我們的情緒和感受，並且有助調節我們的神經系統。

建議你盡量將音樂融入日常生活中，並盡可能聆聽各種不同類型的音樂，並認識不同的創作者和樂團，以便找到能激發你的情緒與感受的音樂。還有，不要忘了使用你自己的聲音！

◆建立你自己的療癒音樂播放清單

無論你的神經系統處於哪一種狀態，音樂都可以發揮其功效。你可以依照自己所處的狀態選擇一些音樂，讓你能夠再度與自己的身體連結並且調節你的神經系統。

每一個人都有自己的音樂偏好，所以你可以擬定一張自己喜愛的音樂清單：寫下你的神經系統的各種狀態，然後試著列出一些可以幫助你度過那個狀態的音樂或歌曲。

例如：

- 「**腹側迷走神經狀態**」**播放清單**：列出那些聽起來活潑有趣而且你喜歡跟著哼唱的歌曲。為了平衡起見，也可以加入幾首節奏較慢、能讓人平靜下來的曲子。
- 「**戰或逃狀態**」**播放清單**：你可以選擇那些節奏較快、使你想要手舞足蹈並且能釋放神經系統的多餘能量的曲子。
- 「**背側迷走神經狀態**」**播放清單**：包括那些節奏緩慢、一再重複的歌曲，但它們的速度和節奏可以一首比一首快，讓你感覺自己的體內愈來愈充滿能量。

音樂可以活化我們的腹側迷走神經和社會參與系統，讓我們感覺和自己（以及他人）更有連結。此外，音樂也能引發我們的種種情緒，讓我們得以釋放壓力並調節神經系統的狀態。

如果你將音樂融入日常生活，你便可以學會和那些沉重或難以消化的情緒和想法共處。此外，透過音樂，你將發現：你並不是唯一有那些感受的人，因此你會感覺你和他人是有連結的。

將這些方法融入你的日常生活

你終於完成了最後的這個階段，我為你感到驕傲。在這個階段中，你對你的迷走神經有了更進一步的認識，知道該如何透過心率變異度的變化監測你的迷走神經的活動，也知道該如何透過其他方式強化你的迷走神經張力。

不過，這三個階段所提供的方法並非「一勞永逸」的。相反的，它們是一種新的生活方式，能夠連結你的身體與心靈，並為你奠定一個穩固的基礎，讓你得以擁有安全感，感覺自己受到支持，並且對未來充滿期待。

為了讓你能夠持續進步與成長，你務必要反覆練習這些方法，不斷探索，並且持之以恆。在第三階段所介紹的新方法當中，有許多可以用來取代第一或第二階段的方法。這種現象在分階段進行的療程中是很自然的。

請記住：無論你想回到哪一個階段，要做哪些練習，全都操之在你。也就是說：你隨時可以根據你的生活狀況和你的神經系統當下所處的狀態，去做你所需要的練習。舉例來說，如果你正面臨生活中一個重大的轉捩點，或必須做出一個會帶來風險和不確定感的決定，就可以回去做第一階段的練習，以便重新建立安全感，讓你在這段期間過得比較安穩。

接下來，我們即將說明你可以如何將第三階段的練習融入你的日常生活中，但在此之前，希望你能記住：千萬不要把所有的練習一次做完。你可以選擇自己所需要的，並且把那些對你來說已經沒用的練習刪除。

下面以粗體字表示的是你將要增加的第三階段練習。其中有些已經被列入「每天可做、可不做的練習」中。你可以自行決定是否要繼續進行或暫停一段時間。

每天要做的練習

- **記錄心跳速度（每天早上）**
- **正念運動（選擇一個你喜歡的，每週做兩到三次）**
    - ✧耐力運動
    - ✧肌力運動
    - ✧平衡運動
- **身心伸展動作（每週一次）**
- **改變生活方式（選擇一項，做一到三個月）**
    - ✧睡眠（共振呼吸法）
    - ✧在早上接觸自然光
    - ✧暴露在寒冷的環境中
- **再連結練習（選擇一項，每週做兩到三次）**
    - ✧聲音韻律——呼吸與發聲練習
    - ✧音樂——為神經系統的各種狀態建立播放清單
- 每日心情記錄表（晚上）
- 神經系統狀態調節法（選一個）

✧本體感覺
✧暴露在寒冷的環境中
✧唱歌
✧接觸自然光
✧聆聽讓人放鬆的音樂
✧沖個熱水澡或泡個熱水浴

每天可做、可不做的練習

- 盛載練習
- 肢體動作
- 溫和的動作（選一個，每隔一天或兩天做一次）

✧搖擺
✧晃動
✧旋轉
✧修復瑜珈

- 平衡練習（選一個，每隔一天或兩天做一次）

✧橋式
✧螃蟹走路
✧單腳站立

做一次就好的練習（但偶爾要回頭做一下）

- 記錄你的基本需求（看看你有哪些需求尚待滿足並擬定計畫採取行動）
- 繪製你的神經系統地圖（擬定你的「微光」清單，並放在隨手可得的地方）

有需要或想做時再做的練習

- 釋放身體壓力的練習——抖動
- 漸進式的身體掃描
- 撰寫憂慮記錄表
- 辨識並接納自己的情緒
- 調節高度激發狀態的練習（選一個）
  ✧本體感覺刺激法
  ✧暴露在寒冷的環境中

✧唱歌
• 調節低度激發狀態的練習（選一個）
✧接觸自然光
✧聆聽讓人放鬆的音樂
✧沖個熱水澡或泡個熱水浴

你要隨時留意自己的需求和慾望，並試著加以滿足。因此，要記住：以上所列清單只是供你參考。你要根據自己的日常生活擬定一個符合自身需求的計畫。

這些方法應該使你變得更強大、更有能量，而非成為乏味的例行工作，甚至變成你的負擔。除了提供你所需要的慰藉或安全感之外，它們也應該要具有一些挑戰性，以便鍛鍊你的神經系統，讓它變得更有韌性。

這些練習你要做多少、做多久，或幾天做一次，並沒有一定的規範，只要對你有用就可以了。因此，你完全可以自行決定，而且你一定會成功的。

後記
請以愛為出發點做出改變

你讀完這本書，就等於是向自己（也向他人）宣告：你所體驗到的那些感受——無論它們是否令你難受——都是真實不虛的。

過去，這些感受幫助你存活了下來，並且使你得以應付某些情況，但它們並不代表你這個人，也不能妨礙你成為你能夠成為的那種人。

在閱讀本書時，你可以看出你並不是唯一有這些感受的人。希望你在書中可以看到自己的影子，並且感覺有人支持你、了解你。

在書中，你認識了你的神經系統（尤其是迷走神經），並了解你回應周遭人事物的方式是如何受到你的身體的影響。如果你能注意聆聽你的身體的智慧，就可以慢慢和它建立連結，並且疼惜它、照顧它。

如果你能和自己的身體與情緒重新連結，你不僅能治癒你的創傷，也能減輕你的焦慮與壓力。當你能充分感受到自己的身體以及它的愉悅、疼痛、喜悅與憂傷時，你就更有能力覺察自我並實現自我。

只要你能放下昔日你對自己的那些無用的想法，你就能夠以嶄新的眼光看見並接納那個真實的你。這時，你將會發現你的身體也以同樣的方式回應你：它會變得更有生氣，更富韌性。

當你能夠療癒自己的情緒創傷，並再度相信你的身體與生俱來的智慧時，你就可以和你所信任的人建立更深刻的連結，並感受到自己的力量，而不再對自己的情緒感到恐懼，也不再害怕做決定。同時，你也將更能自我覺察、並且愈來愈能接受你之前難以面對的那些部分的自我。在有了這樣的覺察之後，你將能夠看出有哪些生存反應已經對你無益，然後再試著做出改變，讓自己逐漸回到身體，並再度獲得安全感。關鍵在於：在做出這些改變時，你必須以愛為出發點，並且真正在意自己的福祉，希望自己能過得健康快樂。

請帶著你從這本書中得到的動力，繼續向前，不斷成長並自我發現。

註釋

❶ **情緒**（emotions）：你對你的內在與外在狀態和事件或環境，在下意識中做出的難以具體形容的本能反應。情緒會影響生理，引發體內的感受。

❷ **感受**（feelings）：我們的「意識」與「認知」對自己內心隱藏的情緒所做的解讀。

❸ **創傷**（trauma）：任何一件太快、太早地發生在一個人身上，且程度太過劇烈，使其無因應的事情。

❹ **身體療法**（somatic therapy）：soma源自古希臘語，意為「身體」。「身體療法」是一個概括性的詞語，用來泛稱所有以身體為工具來理解並療癒情緒創傷的治療模式。

❺ **迷走神經**（vagus nerve）：人體內最大的一條神經，從大腦延伸到腹部，負責使人進入放鬆狀態。它分成左側與右側以及前側（腹側）與後側（背側）等部分。迷走神經會將消化系統和各種器官所發出的大量訊息傳送到大腦，也會將大腦的訊息傳回前者。它是組成副交感神經系統（亦即休息與消化系統）的主要部分。

❻ **多重迷走神經理論**（polyvagal theory）：說明自律神經系統如何影響我們的社會行為及在環境中感到安全並且與人連結的能力。它將自律神經系統分為三個系統：積極策略反應系統、社會參與系統和被動策略反應系統，並特別著重探討迷走神經在調節情緒和社會連結方面所扮演的角色。

❼ **中樞神經系統**（central nervous system）：你的大腦、脊髓和神經。

❽ **自律神經系統**（autonomic nervous system，簡稱ＡＮＳ）：人體的一個神經系統，負責掌管那些不受我們意識控制的身體功能，如心跳、血壓、呼吸、體溫調節、心率變異度、性興奮、大腸與膀胱的控制、排汗、循環、消化等等。自律神經系統包含兩個部分：掌管「戰或逃」反應的交感神經系統以及掌管「休息與消化」功能的副交感神經系統。（請參見「體內平衡」一詞）

❾ **體內平衡**（homeostasis）：生物適應外在環境的變化，以維持內在環境的穩定的一種能

力。這是一個動態的過程。生物為了因應外在的挑戰，求取生存，可能會透過此一過程改變內在的狀況。

⑩ **腹側迷走神經狀態**（ventral vagal）：當我們與那些讓我們感到安全、有連結且受到支持的人建立連結時，我們便是處於「腹側迷走神經」或副交感神經系統運作的狀態。（請參見「社會參與系統」。）

⑪ **背側迷走神經**（dorsal vagal）：癱瘓；與解離和（或）做夢狀態高度相關。

⑫ **解離**（dissociation）：一個人處於某個環境，卻對周遭所發生的事渾然無感或和它們保持距離的一種狀態。

⑬ **神經覺**（neuroception）：我們的神經下意識地解讀環境中的危險或安全訊號的一個過程。

⑭ **社會參與系統**（social engagement system）：讓我們想在環境與人際關係中建立安全感的一個系統，也被稱為腹側迷走神經或副交感神經，是多重迷走神經理論中的三個系統之一。

⑮ **積極策略反應**（mobilisation）：也被稱為「交感神經系統」，是多重迷走神經理論的三個系統之一。

⑯ **戰或逃反應**（fight-or-flight response）：神經系統被活化，使得身體做好採取行動的準備。

⑰ **被動策略反應**（immobilisation）：限制身體的動作或使其無法移動的一種行為，亦被稱為「背側迷走神經反應」，是多重迷走神經理論的三個系統之一。

⑱ **凍結反應**（freeze response）：神經系統被活化，導致身體變得無法動彈。

⑲ **副交感神經系統**（parasympathetic nervous system，簡稱PNS）：亦被稱為「休息與消化系統」，是自律神經系統的三個分支之一，會引發你的大腦和身體的被動策略反應。

⑳ **過度激發**（hyperarousal）：對外在刺激出現過度反應的一種狀態。此時會表現出各種身體與心理癥候，例如心跳加速、出汗和警覺等。

㉑ **低度激發**（hypoarousal）：個體對外在刺激反應不足的一種狀態，往往是因個體在創傷事件中出現凍結反應所造成。這種狀態會導致事後的一些症狀，例如麻木、無感。

㉒ **迷走神經張力**（vagal tone）：透過有效率的腹式呼吸以及提高心率變異度等方式活化迷走神經，可以改善迷走神經張力。神經系統調節良好、情緒控管得當的人，迷走神經張力較高。

㉓ **心率變異度**（heart rate variability，簡稱HRV）：心跳間距的測量數值。變異度高的人迷走神經張力較高（較佳）。

㉔ **交友或討好反應**（friend or fawn response）：當一個人感覺自身受到威脅或置身險境時，試圖透過友好、奉承，和幫助他人的做法以得到安全上的保障，亦稱為「友好反應」、「取悅反應」、「綏靖反應」或「群聚反應」。

㉕ **交感神經系統**（sympathetic nervous system，簡稱SNS）：這個系統會在你的大腦和身體內引發積極策略反應。它和與其作用相反的副交感神經系統共同運作，讓個體在行動與休息之間保持平衡。

㉖ **壓力反應循環**（stress response cycle）：我們的大腦和身體在感知威脅時會出現的反應，分成開始、中間和結束等三個階段。如果這個週期未能完成，情緒可能會積壓在大腦的邊緣系統，導致身體經常處於警覺狀態。

㉗ **筋膜**（fascia）：圍繞並支撐全身肌肉、血管和骨頭的結締組織。根據身體療法的理論，我們的身體會將痛苦和創傷儲存在緊繃的筋膜與肌肉中。

㉘ **盛載**（containment）：被擁抱並且感覺受到撫慰、有安全感的一種感覺。這種感覺可以透過各種方法（包括自我擁抱練習）獲得。

㉙ **本體感覺**（proprioception）：讓我們得以感知自身的肢體所在的位置與動作的那種官能，其中包含各種知覺，包括對關節位置和肌肉力量的感知，但也包括意識等等，例如知道自己在黑暗中伸手去關檯燈時，是否確實有將它關掉。

㉚ **內感受**（interoception）：感知身體內部訊號（如飢餓）的能力。

㉛ **外感受**（exteroception）：一個人對外在環境的感受。

參考資料

為了幫助你療癒，我整理了一些你在持續探索新的療癒方法與有關創傷的概念時，可能會用到的一些資料。

其中包括你在閱讀本書時可能會產生的幾個疑問，以及你將來或許用得到的一些參考書籍。

常見的問題

1. 我一個人住，擔心如果我照著這個計畫做，可能會受不了，也可能會變得憂鬱沮喪。我要如何才能知道自己是否（或何時）應該尋求專業的協助呢？

這個計畫的目的是提供你所需要的一些方法，讓你得以持續做出正向的改變。然而，它並不能代替專業人士的協助。無論何時，只要你感覺自己似乎已經陷入了危機，或者已經無法處理自己的情況時，請立刻向那些願意支持你的人或專業的心理醫師求助。等到你做好準備之後，再回來繼續做。

2. 我在找全人治療師時應該注意哪些事項？

本書所談論的都是你在自己家裡就可以嘗試的一些方法，但你也可以找一個全人治療師來指導你，以幫助你安全地度過這個療癒的過程。

要找到一個適合自己的治療師可能要花很多心思和力氣，但如果因此能找到一個和你性情相投、理念一致且符合你的需求的治療師，那麼這個時間就花得很值得。至於在尋找時要注意哪些事項，以下是我的一些建議：

- 你不妨問那些治療師他們曾經通過哪些專業資格認證？是否曾治療過和你情況相似的人？你也可以問他們在治療創傷、焦慮、壓力和創傷後壓力症候群等方面是否有豐富的經驗？

・問他們用的是哪一種療法，而這種療法是否是根據某個治療理論，如認知行為療法（CBT）、正念療法、多重迷走神經理論或身心學的方法。

・問他們多久看一次門診，治療的時間通常有多長。除此之外，你也不妨問他們是否有候補名單、晚上或週末是否看診等等。

・問他們診療費用如何計算、包含哪些項目、是否提供免費的初診或體驗療程。

歸根究柢，在選擇治療師時，最重要的考量是你在面對他們時是否感到安心自在。他們應該要有能力了解你，並且和你建立互相尊重的醫病關係。一般人在選擇治療師時通常忽略了這一點。你的治療師應該讓你感到放鬆，願意向他們坦誠地傾吐你的感受，而不必擔心受到評斷。如果你在他們面前感覺不太自在，那麼無論他們得了幾個學位或有多少經驗都無濟於事。他們必須讓你感覺安心而且受到尊重，這樣治療才會有效。

最重要的是，如果你感覺你和你的治療師沒有連結，也沒關係。如果你不滿意，隨時都可以換一個，千萬不要勉強自己留下來。

3. 在第三階段，通常一個星期該做些什麼？

書中每個階段的目的都是要提供你一些選擇，讓你能探索自己的內在，並試著了解哪些方法對你最有效、哪些方法最適合你目前的生活。要記住，無論在任何一個階段，都不要指望那些方法會有立竿見影的效果。我們的身體和心靈都需要一段時間才能逐漸調適，因此如果你覺得情況沒有立刻好轉，也不要對自己太過嚴厲！

最要緊的是，當你把一種練習融入你的日常生活中時，一定要找出適合自己的節奏。這意味著：你要很誠實地回顧自己每天的狀況，以便了解你最好在什麼時候、哪個地方、以哪一種方式來練習。

舉例來說，如果你的孩子星期一到星期五都要上學，那麼為了準時送孩子出門，你可能每天一早起來就忙個不停，以至於你在上班之前根本沒有多少時間可以坐下來練習共振呼吸（請參見第二五六頁）。在這種情況下，你就不要勉強自己非練習不可。你可以設法找其他的時間練習，例如在午休時間做個五分鐘，或者在下班回家的路上、甚或晚上睡覺時練習。

要養成一個習慣，你必須實事求是。如果你心裡一直想：「我哪有時間做這個？」那你就不太可能天天做。所以，你要試著找到一個適合自己的時段，並騰出一些時間來練習，然後持之以恆地做下去。

除此之外，你也必須在練習與生活之間找到一個平衡點。如果你做過頭了，它可能就會變成一件苦差事。如果做得不夠，可能無法達到效果。因此，你要根據自己的狀況，看看該如何才能持之以恆。你可以早上做，睡前做，甚至一邊走路一邊做。總而言之，你可以試著在不同的時段做做看，以便了解哪一個時段最適合你。

當你逐漸掌握了某個練習的竅門之後，就可以改做另外一個。如果你覺得某個練習有點卡，也可以嘗試另外一個。總而言之，如果你開始覺得某個練習做起來已經了無新意或有點無聊，儘管換個練習。你要傾聽自己的直覺，不要勉強去做那些對你已經沒有幫助的練習。

此外，我要提醒你：如果情況不如你的預期（例如你有一、兩天，甚至一整個星期都沒有練習），那並不代表你是個失敗者，也不代表你有什麼問題。最重要的是：無論你有多久沒有練習，或你偏離了既定的方向有多遠，你只要重新開始就可以了。要記住：你只是在練習，不是在比賽。這是一場發現自我、療癒自我的旅程。只要你願意重新開始，就是走在一條正確的道路上。

在做書中這三個階段的練習時，沒有什麼一定的標準。你只要在每個階段中選擇最適合自己的練習，然後按照自己的心意來做就可以了。此外，你要允許自己犯錯。如果你發現你不喜歡某個練習，就改做別的。唯有如此，你才能學會照顧自己並不斷成長。

相關書籍

在你的療癒道路上，有許多書籍可以給你支持和啟示，並幫助你繼續成長。以下是我個人最喜愛的一些書籍。無論你想進一步了解自己、擴展自己的心靈，還是單純只想讀一本好書，這些書一定都不會讓你失望！

- Dana, Deb, *Polyvagal Exercises for Safety and Connection* (W. W. Norton & Company, 2020)
- 《動中覺察：改變動作．改善生活．改寫人生》（*Awareness Through Movement*），摩謝．費登奎斯（Moshé Feldenkrais）著，陳怡如譯
- 《向生命說Yes：弗蘭克從集中營歷劫到意義治療的誕生》（*Man's Search For Meaning*），維克多．弗蘭克（Viktor E. Frankl）著，李雪媛、柯乃瑜、呂以榮譯
- 《心靈的傷，身體會記住》（*The Body Keeps the Score*），貝塞爾．范德寇（Bessel van der Kolk）著，劉思潔譯
- 《喚醒老虎：釋放動物本能，打破「凍僵反應」，讓創傷復原》（*Waking the*

Tiger），彼得・列文著，吳煒聲譯

- Menakem, Resmaa, MSW, LICSW, My *Grandmother's Hands* (Central Recovery Press, 2017)
- Porges, Stephen, *The Polyvagal Theory* (W. W. Norton & Company, 2011)
- 《邁向圓滿：掌握幸福的科學方法與練習》（*Flourish*），馬丁・塞利格曼（Martin Seligman）著，洪蘭譯

謝辭

打從記事以來，我就一直夢想成為一個作家，帶領讀者進行一場不可思議的探險。八歲時，我便憑藉著自己的想像力和手中的一支筆寫下了我生平的第一本「書」。那是一個奇幻故事。書中的主角被外星人綁架了，末了才發現自己是在做夢！這樣一本書當然稱不上是什麼文學巨著，但好歹總是一個開始，是吧？

那時的我根本沒想到這個卑微的願望有一天居然能夠實現。直到現在，我偶爾還是會捏一下自己，以確定我不是在做夢！

撰寫此書期間，我經歷了許多挑戰。我真的沒想到寫書的過程會如此複雜，也沒想到我會因此而得到這麼多情感上的報償。在這個過程中，我有了成長，也受到了啟發，而那些挑戰也都被我一一編織成了一疋遠遠超越我的夢想的美麗錦緞。

在這個屬於文字的世界裡，我深深感謝那些曾經支持我、幫助我的人。他們始終不懈地支持我、配合我，並一路引領著我，激勵著我。

感謝我的丈夫達米安（Damian）。你是我最好的朋友與夥伴，也是我的磐石、我的啦啦隊、我的「第一個讀者」以及我的編輯。是你鼓勵我要相信自己。我對你的感激難以言表。

感謝 Anne Reilly。當大海颳起風浪時，你幫我掌舵。同時，你也一直是我的明師與摯友，不僅慷慨地和我分享你對寫作和編輯的知識，也花了許多時間與力氣確保這本書能以最佳的面貌呈現在讀者眼前。謝謝你幫我找到屬於我自己的聲音。

感謝我的出版商 Olivia 和 Sophie。謝謝你們願意冒險讓我這個從來沒有出書經驗的人有機會分享我的故事。謝謝你們在這個過程當中始終盡可能地讓我感到自在。

感謝我的編輯 Anya 和 Julia。謝謝你們幫我找出了我沒看到的錯誤，並且幫我潤飾稿子，讓這本書得以呈現出它最好的一面。

感謝我的父母 Kerry 和 John。謝謝你們在我小時候就憑藉著你們對書籍的熱愛，培養我對閱讀的嗜好。謝謝你們教我要相信自己有能力實現所有的願望。因著你們的愛，我才得以成為今天的我。未來這份愛也將持續影響著我。

最後，我要向各位親愛的讀者表達我最誠摯的謝意與最崇高的敬意。你們療癒自己、探索自己的內在世界的勇氣一直激勵著我。你們願意踏上這段改變自己的旅程，探索人類生存的複雜性，並面對它所帶來的挑戰，這樣的勇氣真是不同凡響。由於你們願意參與這個計畫並敞開自己，我的書寫才能發揮它的作用，帶來一些慰藉、啟發與成長的機會。我很榮幸能和你們一起進行這場探險，也由衷讚頌你們在這條發現自我的道路上所展現的堅定精神。

參考文獻

◆前言

'A recent survey found that a staggering 70 per cent of adults in the United States have experienced at least one traumatic event during their lifetimes'

National Council for Mental Wellbeing, 'How to manage trauma infographic' (Aug. 2022), retrieved from https://www.thenationalcouncil.org/resources/how-to-manage-trauma-2/.

◆第二章

'How the brain processes trauma'

Bremner, J. D., 'Traumatic stress: Effects on the brain.' *Dialogues in Clinical Neuroscience* 8.4 (2006): 445–61.

◆第三章

'Alcohol has the ability to cross the blood–brain barrier'

Mukherjee, S., 'Alcoholism and its effects on the central nervous system.' *Current Neurovascular Research* 10.3 (2013): 256–62;Pervin,Z. and Stephen, J. M., 'Effect of alcohol on the central nervous system to develop neurological disorder: Pathophysiological and lifestyle modulation can be potential therapeutic options for alcohol-induced neurotoxication.' *AIMS Neuroscience* 8.3 (2021): 390.

'Dysfunctional breathing patterns'

Vidotto, L. S., et al., 'Dysfunctional breathing: What do we know?.' *Jornal Brasileiro de Pneumologia* 45 (2019): e20170347; Kaniusas, E., et al.,'Non- invasive auricular vagus nerve stimulation as a potential treatment for Covid19-originated acute respiratory distress syndrome.' *Frontiers in Physiology* 11 (2020): 890.

'In the groundbreaking SMILES Trial, researchers demonstrated how nutrition has a significant impact on our mood'

Jacka, F. N., et al., 'A randomised controlled trial of dietary improvement for adults with major depression (the 'SMILES' trial).' *BMC Medicine* 15.23 (2017).

◆第四章

'This connection between the mind and body is beautifully illustrated in a medical trial undertaken by David Spiegel, Director of Stanford University's Psychosocial Research Laboratory, who found that women with breast cancer who participated in group mindfulness therapy lived longer, had less pain and had a higher quality of life'

Spiegel, D., et al., 'Effect of psychosocial treatment on survival of patients with metastatic breast cancer.' *The*

Lancet 2.8668 (1989): 888–91.

'Further research has also determined that stress reduces our body's ability to fight off infection, illness and disease by altering blood cell function'

Littrell, J., 'The mind–body connection: Not just a theory anymore.' *Social Work in Health Care* 46.4 (2008): 17-37.

'What's more, studies on individuals with anxiety and depression found increased inflammatory markers that reduced the ability of the body to heal wounds'

Raison, C. L., Capuron, L. and Miller, A. H., 'Cytokines sing the blues: Inflammation and the pathogenesis of depression.' *Trends in Immunology* 27.1 (2006): 24–31.

◆第六章

'Interestingly, studies have found that certain types of touch, such as deep touch through cradling the head, can increase HRV (see page 24) and bring the ventral vagal system (see page 18) online'

Edwards, D. J., et al., 'The immediate effect of therapeutic touch and deep touch pressure on range of motion, interoceptive accuracy and heart rate variability: A randomized controlled trial with moderation analysis.' *Frontiers in Integrative Neuroscience* 12 (2018): 41.

'In holding yourself, you feel a sense of these physical boundaries; you can feel your body; you can

feel the energy occurring within its walls'

Ibid.

'*Humming requires control over your inhalation and exhalation and can be used as a calming technique*'

Gerritsen, R. J. S. and Band, G. P. H., 'Breath of life: The respiratory vagal stimulation model of contemplative activity.' *Frontiers in Human Neuroscience* 12 (2018): 397; See also, van der Kolk, B., *The Body Keeps the Score* (Penguin, 2015).

'*Glimmers*'

Dana, D., *Polyvagal practices: Anchoring the self in safety* (W. W. Norton & Company, 2023).

◆第八章

'*Approximately 33 per cent of adults experience loneliness globally–that is over a third of the population that feels as though they do not have access to genuine human connection with other people*'

Statista Research department, 'Feeling of loneliness among adults 2021, by country' (29 Nov. 2022), retrieved from https://www.statista.com/statistics/1222815/ loneliness-among-adults-by-country/.

重塑迷走神經復原力

焦慮治療師帶你用身體療法安定情緒、釋放壓力、修復創傷，找回人生掌控感

The Vagus Nerve Reset: Train your body to heal stress, trauma and anxiety

作　　者　安娜·佛古森 Anna Ferguson
譯　　者　蕭寶森
封面設計　萬勝安
內頁排版　高巧怡
行銷企劃　蕭浩仰、羅聿軒
行銷統籌　駱漢琦
業務發行　邱紹溢
營運顧問　郭其彬
責任編輯　林慈敏
總 編 輯　李亞南
出　　版　漫遊者文化事業股份有限公司
地　　址　台北市103大同區重慶北路二段88號2樓之6
電　　話　(02) 2715-2022
傳　　真　(02) 2715-2021
服務信箱　service@azothbooks.com
網路書店　www.azothbooks.com
臉　　書　www.facebook.com/azothbooks.read

發　　行　大雁出版基地
地　　址　新北市231新店區北新路三段207-3號5樓
電　　話　(02) 8913-1005
訂單傳真　(02) 8913-1056
初版一刷　2025年8月
定　　價　台幣450元

ISBN　978--626-409-125-1

國家圖書館出版品預行編目 (CIP) 資料

重塑迷走神經復原力 : 焦慮治療師帶你用身體療法安定情緒、釋放壓力、修復創傷, 找回人生掌控感/ 安娜. 佛古森(Anna Ferguson) 著 ; 蕭寶森譯. -- 初版. -- 臺北市 : 漫遊者文化事業股份有限公司出版 : 大雁出版基地發行, 2025.08
304 面 ; 14.8 × 21 公分
譯自 : The vagus nerve reset : train your body to heal stress, trauma, and anxiety
ISBN 978-626-409-125-1(平裝)
1.CST: 自主神經系統疾病 2.CST: 健康法
415.943　　114008628